“腰の痛み”“足のしびれ”を ラクラク克服

椎間板ヘルニア《ついかんばんヘルニア》は自分で治せる!

さかいクリニックグループ代表
酒井慎太郎

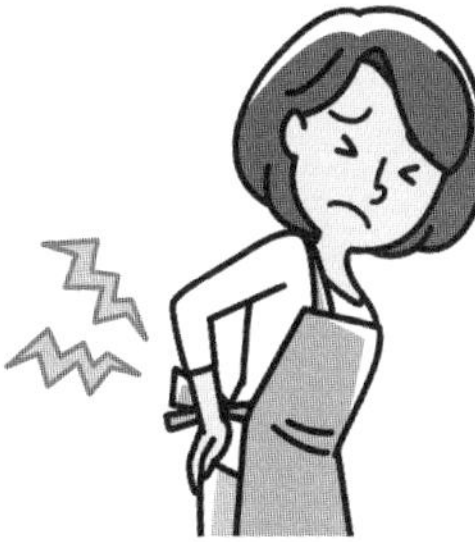

Gakken

はじめに

本書は、腰のヘルニア（腰椎椎間板《ようついついかんばん》ヘルニア）や首のヘルニア（頸椎椎間板《けいついついかんばん》ヘルニア）による「つらい痛み・しびれを終わらせる方法」を記した本です。

しかも、皆さん自身の力で、痛みやしびれを根本的に改善・解消に導く具体策をご紹介しています。

そんなことが可能なのか――。そう疑う人も少なくないでしょう。

なぜなら、ヘルニアによる痛みやしびれを抱えている人のほとんどは、これまでにいくつもの〝いいこと〟を試しては、「あまり効果が感じられない……」と肩を落としているケースが多いからです。

しかし、**椎間板ヘルニアによる痛みやしびれは、自力で消すことができます。**

そのうえ、痛みやしびれを消す方法は、意外にも難しいことではないのです。

腰や首の痛み・しびれといったトラブルの99％は、治すことができます。

つまり、ガンや心臓の病気などの内科的疾患が原因になっている1％を除けば、ほとんどの痛み・しびれは治せるのです。

本書では、そのために誰でも効率的・合理的・簡単に実践できる「痛みやしびれの解消策」を、順を追ってお伝えしていきます。

体力に自信のない人でも、ご高齢のかたや10代の人でも、心配は無用です。

本書の内容を実践されれば、〝なかなか治らない〟と感じていた不調から、あなたはやっと解放されます。

これは、無責任に適当なことをいっているわけではありません。

私は長年、東京・北区で「さかいクリニックグループ」を開業しています。当院では毎日スタッフ総出で170人以上を施術し、**これまでに延べ100万人以上の**

患者さんに接してきました。

その中には、椎間板ヘルニアによる腰や首の痛み・しびれを訴える人が何万人といましたが、当院の患者さんでは99％が解消・改善に成功しています。

また、実は私自身も、椎間板ヘルニアを患った経験があります。

それは、今からもう20年以上前のこと。自分の治療院を開業し、なるべく多くの患者さんを施術しようと無理をしていた頃の話です。

当時の私は、ぎっくり腰を2～3回繰り返した後、まさに腰と首の椎間板ヘルニアになってしまい、激しい痛みや手のしびれを何度も経験しました。

そこでやっとセルフケアに取り組み、すべての症状を自力で完治させたという経験もあります。

これらをふまえたうえで、「**椎間板ヘルニアによる腰や首の痛み・しびれは自分で治せる！**」と確信しているのです。

腰や首の椎間板ヘルニアという疾患では、まさしく腰や首に起こったトラブルによって、痛みやしびれが現れます。

脊椎《せきつい》（背骨）の骨と骨の間にある椎間板から髄核《ずいかく》という組織が飛び出し、その飛び出したヘルニア部分が神経を圧迫すると、強い痛みやしびれが現れるのです。

日本人にとっては、〝国民的な関節トラブル〟といえるでしょう。

ただし、そのトラブルが発生したメカニズムを理解したうえで、不調の根本原因になっているところに直接アプローチし、腰や首周りの組織を「本来あるべき状態」にリセットすれば、すでに飛び出したヘルニアを引っ込めたり、痛み・しびれを解消したりすることはじゅうぶん可能です。

それこそが、以降でご紹介するストレッチで、やっかいな不調を根本的に解決する具体策ということです。

いずれも、**私が治療院で患者さんに行っている施術を、誰でも一人でできるように改良・考案したものです。**効率的・合理的・簡単というメリットを兼備し、実践していただければ「いい変化」を必ず感じ取れるはずです。

もちろん、再発防止や予防にも、きわめて有効なものばかりになっています。

また、**ヘルニアによる痛み・しびれをしっかり断ち切るためには、日常生活中の姿勢などの習慣を見直すことも非常に重要です**。その点についてもたいせつなポイントをお伝えしていきます。

つらい症状を皆さん自身が治すうえで、この本が大いに役立つと確信しています。存分に活用して、腰や首の痛み・しびれのない、新しい人生をスタートさせてください。

2023年8月

さかいクリニックグループ代表　酒井慎太郎

もくじ

第2章
「腰のヘルニア」の痛み&しびれは自分で治せる！

第３章 なぜ、簡単ストレッチで痛みやしびれが消えるのか

第4章
「首のヘルニア」の痛み＆しびれも自分で治せる！

第5章
腰・首のヘルニアを自力で見事克服した症例集

第6章 痛み・しびれを消すために知っておくべき日常生活の知恵

第7章
よくある疑問をすっきり解消！ ヘルニア対策Q&A

第1章

痛み・しびれへの最善策がすぐわかるセルフチェック&特効ストレッチ

「今ある痛み・しびれ」をしっかり知ることが完治を導く

「はじめに」でお話ししたように、腰や首の椎間板《ついかんばん》ヘルニアからくる痛み・しびれは、自分で解消することができます。

ここからはまず、腰の椎間板ヘルニアについての話を進めていきますが、腰の痛みだけでなく、**お尻や脚にかけてのしびれ・重だるさ・違和感など、いわゆる坐骨《ざこつ》神経痛《しんけいつう》まで現れていても、自力で消すことはじゅうぶん可能なのです。**

そのために、皆さんにあらかじめ知っておいていただきたいことがあります。

それは、「あなたを今悩ませている痛みやしびれの状態を、できるだけ正確に知っておく」ということです。

実は、腰痛歴が長い人の中には、痛みやしびれが慢性化しているせいか、「現在抱えている痛みやしびれ」を自分でも正確に認識していないかたがけっこういらっしゃいます。

しかし、それではいけません。

現在の痛みやしびれの危険レベルをチェックし、その結果からわかる「現在抱えているトラブルの元凶」を見定めてこそ、**急場しのぎの対処法ではなく、最適なセルフケアで痛みやしびれを根本的に解消できるのです。**

そこで次のページでは、あなたが今抱えている痛み・しびれの危険度を知ることができる、簡単なセルフチェックテストを用意しました。

そのセルフチェックが、なかなか治らないと思っていた痛みやしびれを効率的かつスムーズに改善・解消に導く第一歩になります。

普段の生活で感じていることを思い出しながら、あてはまる項目にチェックを入れていきましょう。

の危険度」セルフチェック

危険度 1

□腰や背中の筋肉が張る
□家族や友人から姿勢の悪さを指摘されたことがある
□デスクワークや車の運転を長時間続ける生活を送っている
□スポーツ・庭仕事・大掃除などをした翌日、たいていは腰周りがつらい
□前傾姿勢での立ち仕事が多い職業に就いている。または以前に就いていた

危険度 2

□マッサージをしても腰の張り・重だるさが取れない。または、すぐにぶり返す
□腰痛があるのに、整形外科や病院では「異常なし」といわれた

自分で治すための「痛み・しびれ

危険度 3

□座り続けたり、立ち続けていたりすると、きまって腰が痛くなる
□段差のある場所に着地したときなどに、腰の痛みが出る
□仰向けに寝るのがつらくなってきた

□せきやくしゃみをしたときや、トイレでいきんだときに、腰にズキンと響く
□ぎっくり腰を二度三度と繰り返している
□腰だけでなく、お尻や脚にも痛み・しびれ・違和感がある
□腰の痛みや動かしづらさのせいで、起床時に布団から出るまでに2~3分かかる
□腰痛があるうえに、「スリッパが脱げやすい」「平らな場所でもつまずきやすい」と感じる

&トラブルの特徴解説

前ページのセルフチェックでは、それぞれの危険度について**2つ以上あてはまるものがあったら、そこが現在のあなたのヘルニア危険度です。**

例えば、**危険度1**で4個、**危険度2**で2個、**危険度3**で1つもあてはまらないという場合は、**危険度2**に該当するということです。

少なからぬ人が、**危険度2**以上に相当しているのではないでしょうか。

「椎間板ヘルニアによる強い痛み・しびれ」は、ある瞬間から突然現れるわけではありません。

よく思い出してみてください。

当初は、悪い姿勢をはじめ、不快な症状の原因となる日常生活中の動作・習慣などが蓄積されていくうちに、セルフチェック中の**危険度1**にあるような不調を感じ始めていたはずです。

そこで適切なケアをせずにいたことで、腰周りの異常はじわじわと進行し、その危険度が1つ進むにつれて〝新たな不快症状〟を感じるようにな

セルフチェックの診断結果

っていたというわけです。

体に起こっている異常をもう少し細かくみると、**危険度1の段階で起こっているのは、たいていの場合は「筋肉の異常」です**。ですから、初期に感じる腰痛のほとんどは、いわゆる腰の筋肉痛（筋・筋膜性腰痛）ということになります。

しかし、**危険度2 危険度3の段階では、問題が筋肉のレベルを超えて骨・関節にまで及んでいて、だからこそ強くしつこい痛み・しびれに悩まされるわけです**（詳細は24～26ページ参照）。

ですから、椎間板ヘルニアによる痛み・しびれを自分で治すためには、トラブルを引き起こしている関節や筋肉をターゲットにして、本来の状態へ回復させるアプローチが必要不可欠です。

それこそが、30～48ページでご紹介するストレッチなのです。

しびれの原因＆対策

背骨～骨盤の本来の状態（痛み・しびれがない段階）

本来、背骨（脊椎《せきつい》）は、小さな骨（椎骨《ついこつ》）が積み重なってゆるやかなＳ字状カーブを描いています。そのため、体重や重力からくる負荷、地面からの衝撃などが分散され、背骨の中の腰部分に相当する骨＝「腰椎《ようつい》」や「骨盤」に悪影響は及ばず、痛みやしびれも現れません。

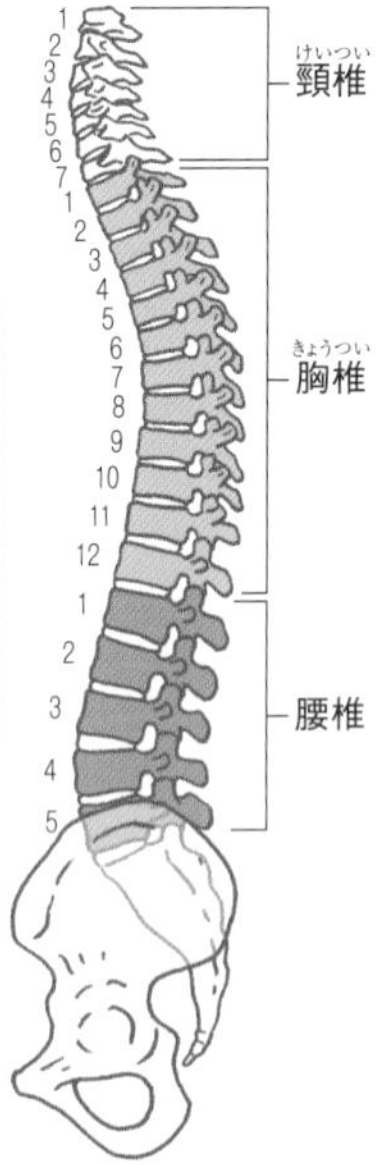

腰の筋肉痛（筋・筋膜性腰痛）が現れ始める

無意識のうちに前かがみになる習慣になっていたり、左右どちらかへ重心が偏るような悪い姿勢が癖になっていたりすると、腰周辺にかかる負荷が増加。腰周りの筋肉などが緊張・硬化し、腰の筋肉痛（筋・筋膜性腰痛）が現れ、骨盤にある「仙腸関節《せんちょうかんせつ》」や、腰椎どうしから構成される関節などの動きも悪化。

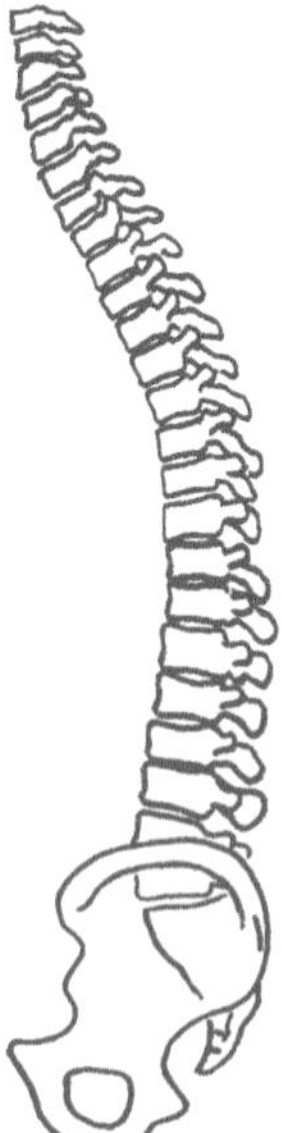

腰の「骨盤」の構造
（おなか側からみた図）

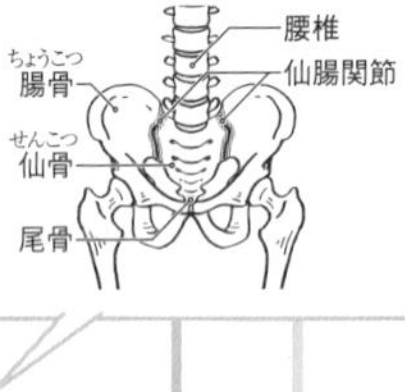

椎間板ヘルニアによる痛みが現れる

前段階で腰周りの筋肉・腱《けん》（筋肉と骨をつなぐ組織）・靱帯《じんたい》（骨どうしをつなぐ組織）などが疲弊しきってしまうと、腰椎に悪影響が及びます。すなわち、腰椎の前側がつぶれて、アンバランスで直接的な負荷が腰椎にかかってしまうということです。すると、腰椎どうしの間にある「椎間板」の中にある「髄核《ずいかく》」という組織が外にはみ出し、そのヘルニア部分が神経を圧迫することで、腰に痛みを引き起こします。

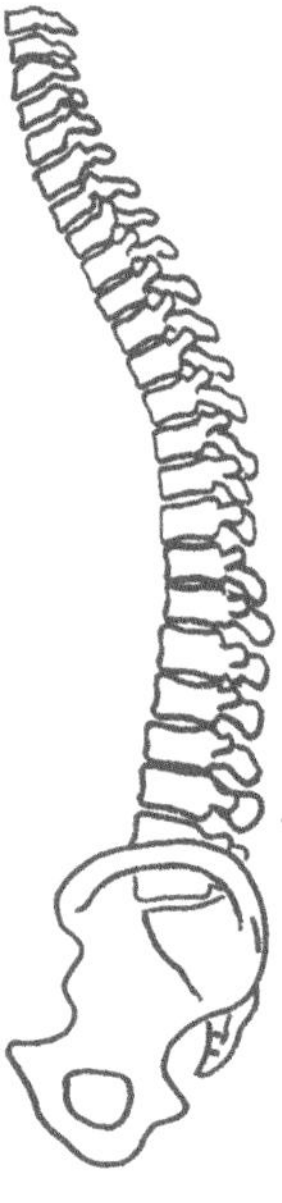

上からみた図
※神経根を圧迫している場合

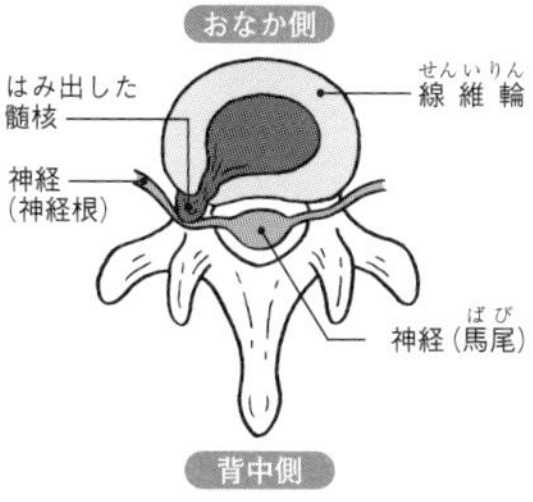

神経が圧迫・刺激されることにより、坐骨神経痛が出現

横からみた図
※馬尾を圧迫している場合

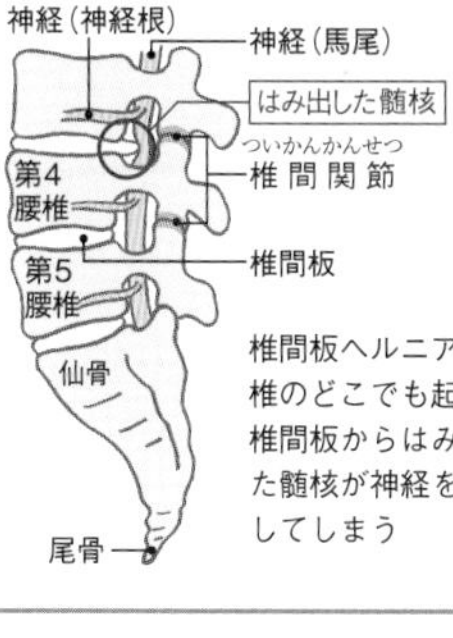

椎間板ヘルニアは腰椎のどこでも起こり、椎間板からはみ出した髄核が神経を刺激してしまう

腰痛に加え、
お尻や脚のだるさ・しびれも併発

24 ～ 25ページの経過をたどると、腰周辺の骨・関節・筋肉などの組織が総じてアンバランスになることで、腰の痛みだけにとどまらず、お尻や脚のだるさ・しびれ・違和感などの坐骨神経痛も同時に発生することがよくあります。

坐骨神経の構造

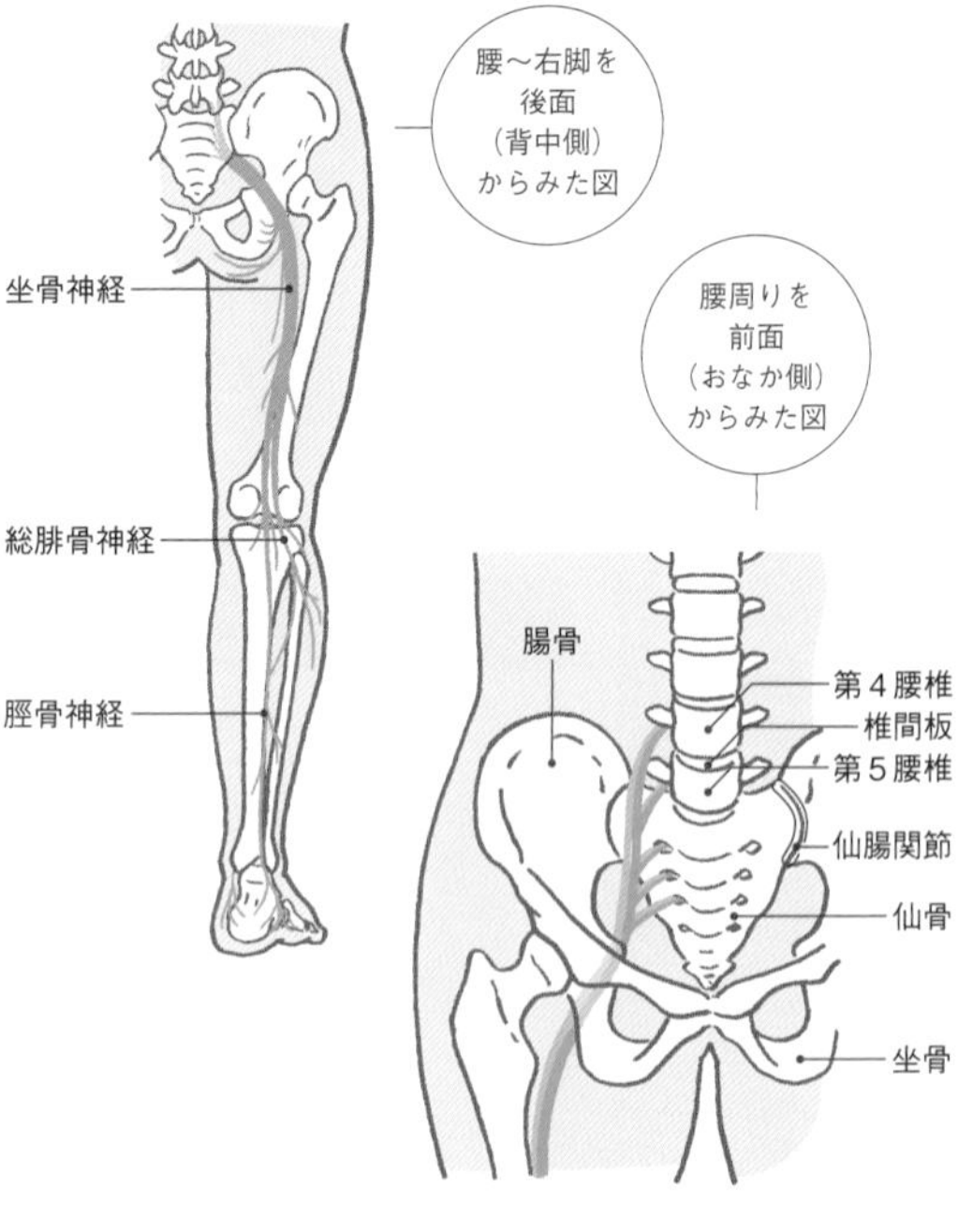

自分の痛み・しびれに合ったストレッチをしよう！

ここまでの内容で、あなたはすでに「治すために重要なポイント」をいくつも手にしています。あとは、ご自分の痛みやしびれの改善・解消に最適なストレッチメニューを実践するだけです。

30～48ページでご紹介するストレッチには、以下の種類があります。

すべてのレベルの痛み・しびれの人が行う
基本のストレッチ

痛み・しびれの
危険度ごとにプラスするスペシャルストレッチ

その他、
動けないほどの激痛の際に行う痛み緩和ストレッチ

まずは【基本のストレッチ】３種類を行い、ご自分の危険度レベルに合った【追加するストレッチ】を並行して実践しましょう。

腰だけでなく、下半身にまで痛み・しびれが広がっていたり、動けないほどの激痛に見舞われたりした場合は、それぞれに適したストレッチを行うようにしてください。

酒井式

痛み・しびれ解消ストレッチのルール

それでは、椎間板ヘルニアによる腰痛や、併発しやすい脚のしびれ（坐骨神経痛）などの解消に非常に有効なストレッチを、順にご紹介しましょう。すべて、腰の関節・骨・筋肉を本来あるべき状態に導き、痛みやしびれの根本的な解決に役立つものばかりです。

例えば、テニスボールを使って行うストレッチは、私が治療院で長年行い、**患者さんの99％に効果のあった「関節包内矯正」という治療法をもとに、誰もが簡単に実践できるよう改良したものです。**

その他のストレッチも、腰痛や坐骨神経痛の現れるメカニズムをふまえたうえで、トラブルの元凶を効率的に取り除けるものばかりになっています。

簡単で合理的、しかも効率的で効果の高いストレッチを、日常生活の中にぜひ取り入れてみてください。

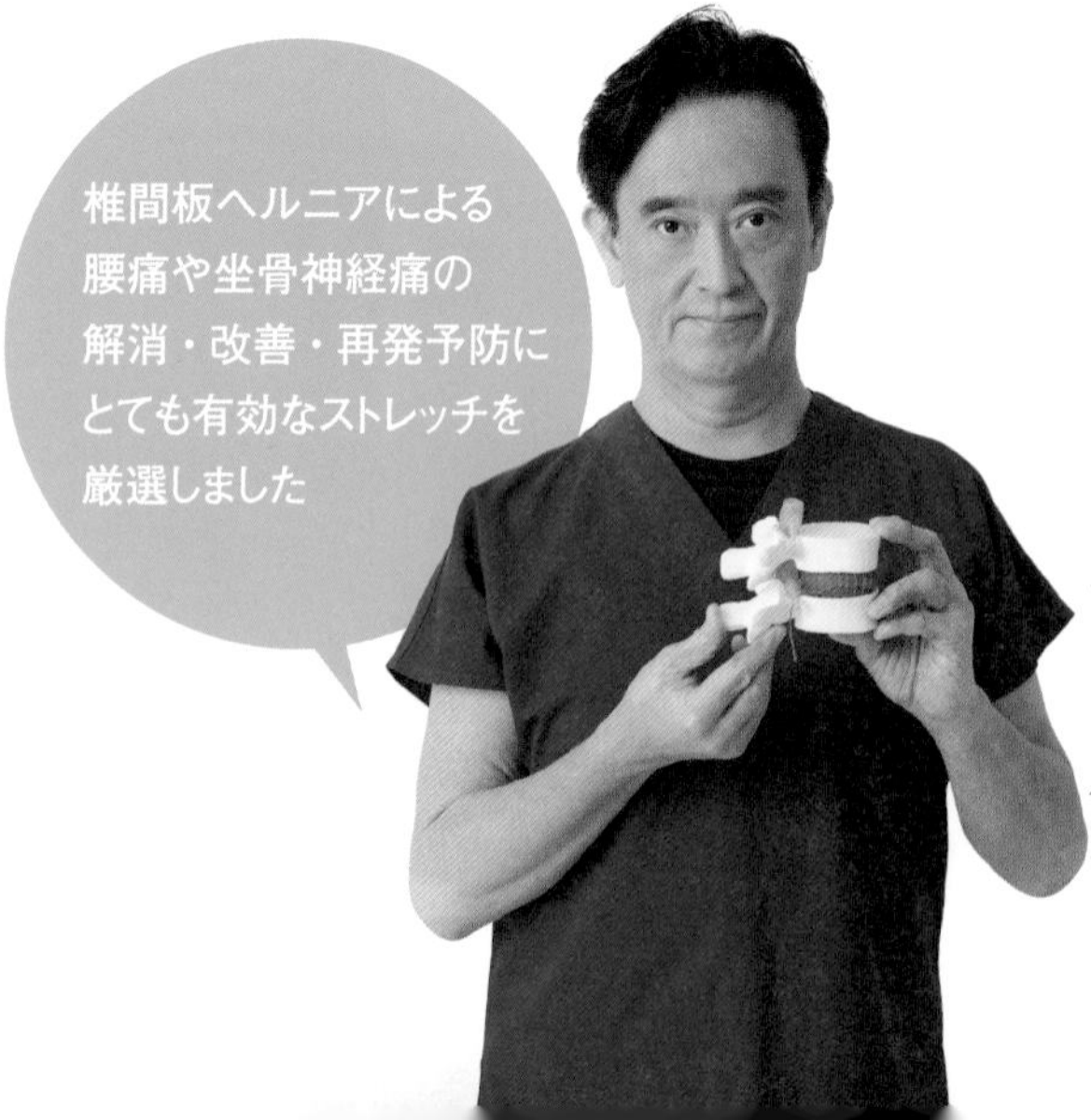
椎間板ヘルニアによる
腰痛や坐骨神経痛の
解消・改善・再発予防に
とても有効なストレッチを
厳選しました

ポイント1

【基本のストレッチ】3種類（30～35ページ）と、セルフチェックでわかった危険度に合わせたストレッチを並行して実践する

ポイント2

床で行うストレッチは、フローリングやたたみなど、硬めで平らな床の上で行う

ポイント3

「イタ気持ちいい」と感じるくらいの加減で行うようにする

ポイント4

できるだけ毎日実践し、明確な効果が現れやすい3週間後まで続けてみる

実践したその場で
気持ちよく、
すぐに効果がある
ストレッチも
あるんですね!

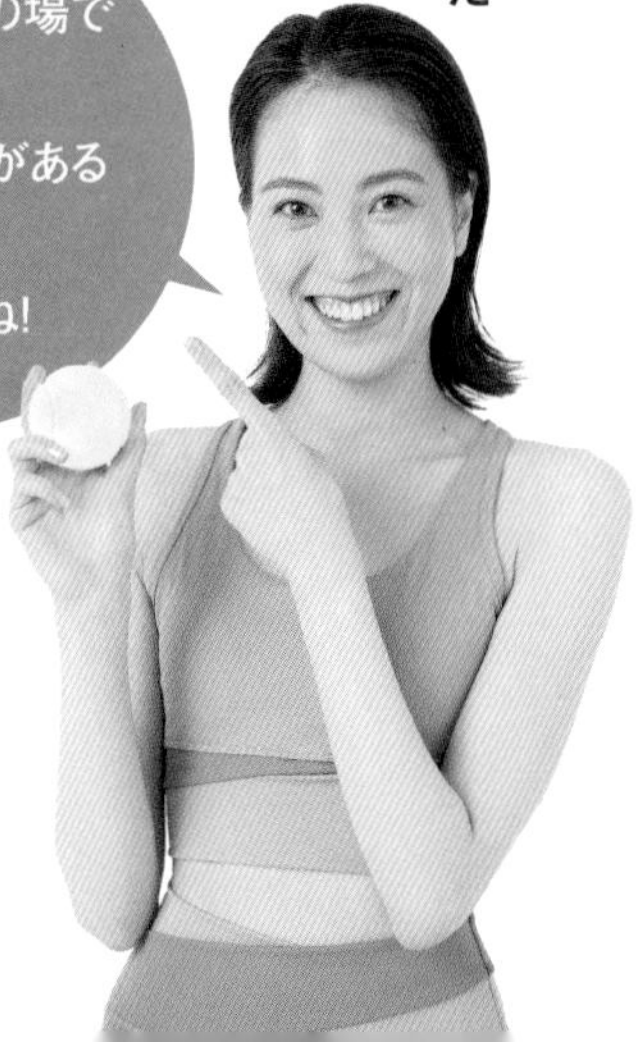

用意するもの

硬式のテニスボール

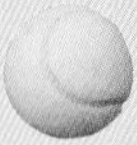

ボール1個・2個・3個を使うストレッチがあるので、必要な数を用意する

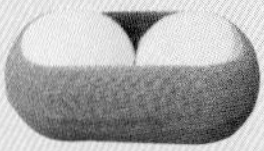

■2個を使う場合
ボール2個をぴったりくっつけ、ガムテープなどを巻いて固定する
→30、38、40ページで使用

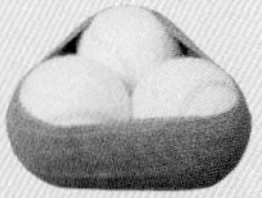

■3個を使う場合
ボール3個を三角形の状態でぴったりくっつけ、ガムテープなどを巻いて固定する
→44ページで使用

バスタオル

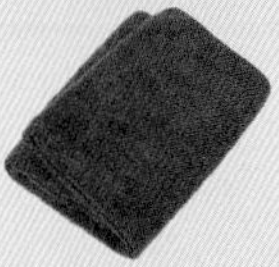

クッションや枕などで代用してもOK
→34、36、46、48、107ページで使用

すべての
危険度に
おすすめ

基本の
ストレッチ
1

仙腸関節ストレッチ

腰痛解消の最重要ポイントである「仙腸関節」に最適なケアを施し、ガチガチに固まった関節をゆるめます。腰椎や椎間板にかかる負荷が大幅減！

1

まずは“目印”の尾骨を確認

お尻の割れ目の上の出っ張った部分＝「尾骨」を探し、そこに握りこぶしをあてる。

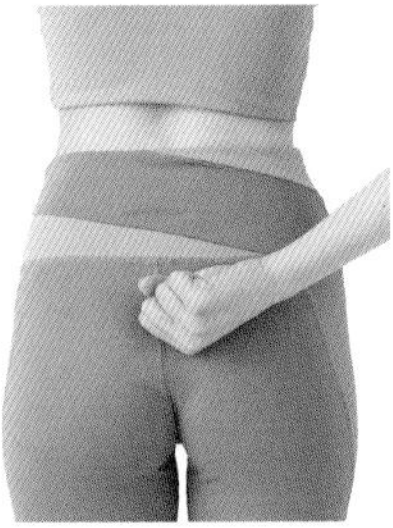

2

握りこぶしの上にテニスボールを乗せる

1の握りこぶしの上の位置＝「仙腸関節」に、あらかじめ用意しておいた2個のテニスボールを左右中央にくるように乗せる。

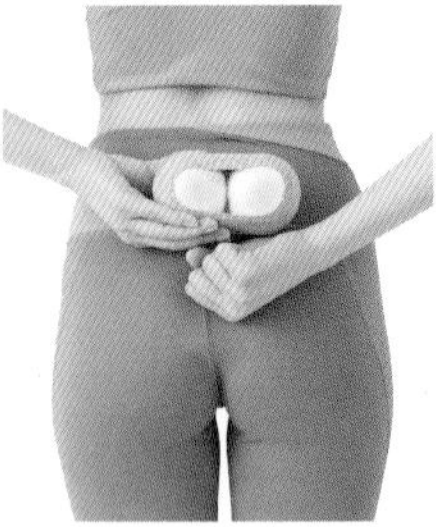

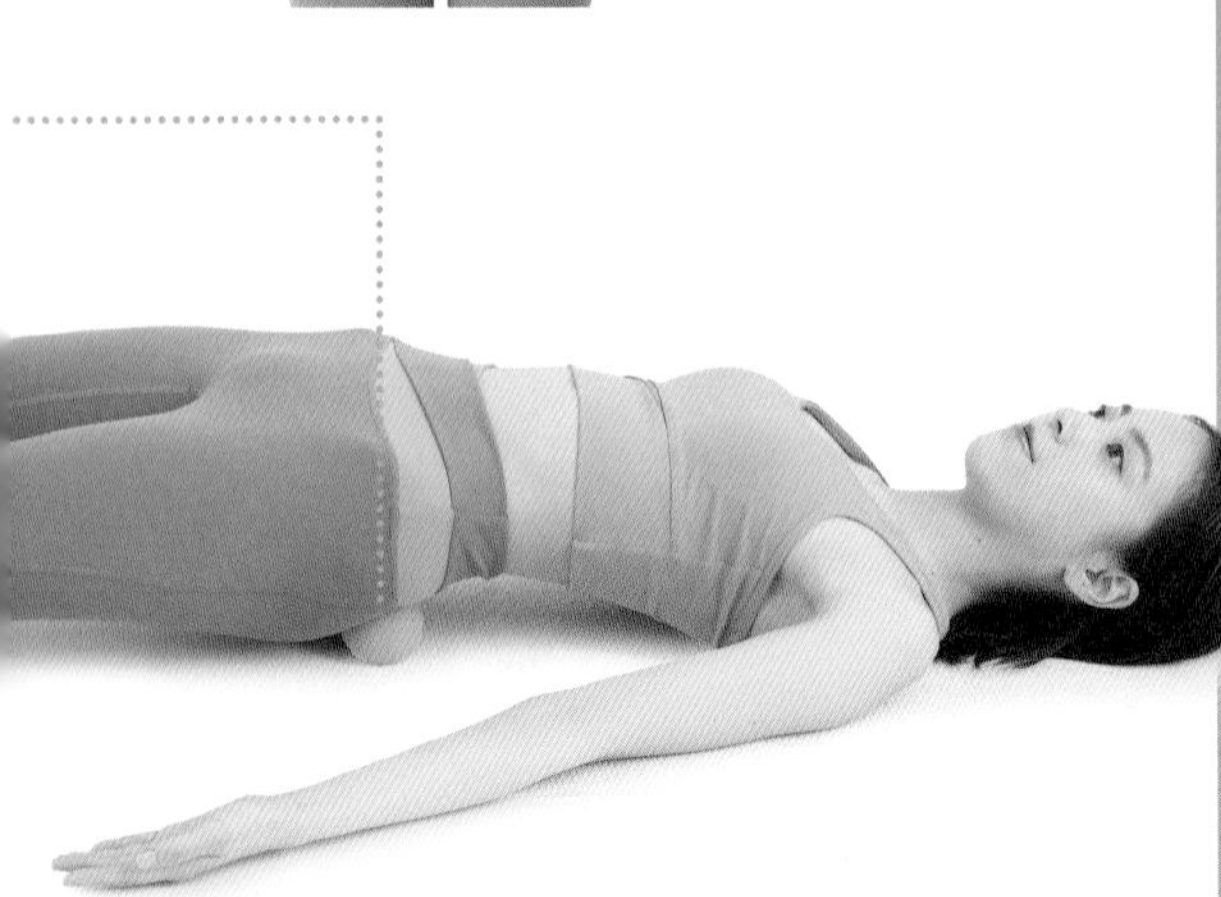

3

仙腸関節へのボールのセット完了

テニスボールの位置はそのままで、握りこぶしだけを外す。これで、仙腸関節へのボールのセット完了。

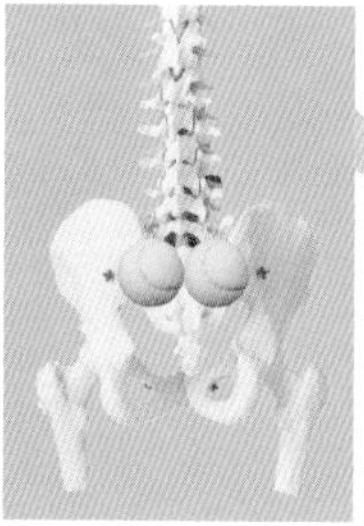

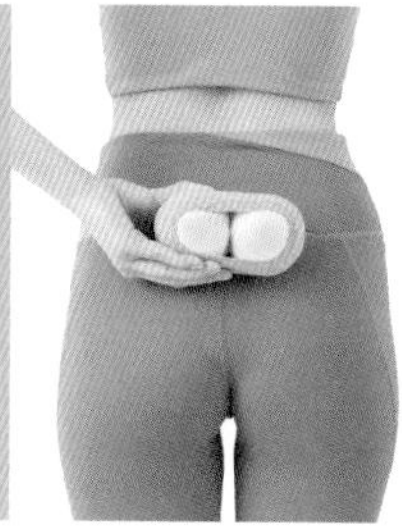

4

1〜3分間、仰向けに寝る

テニスボールの位置がズレないように注意しながら仰向けに寝て、その体勢を1〜3分間キープ。回数の目安は、1日1〜3回。体の力を抜き、ボールの位置にある関節をゆるめるようなイメージで行うと効果的。

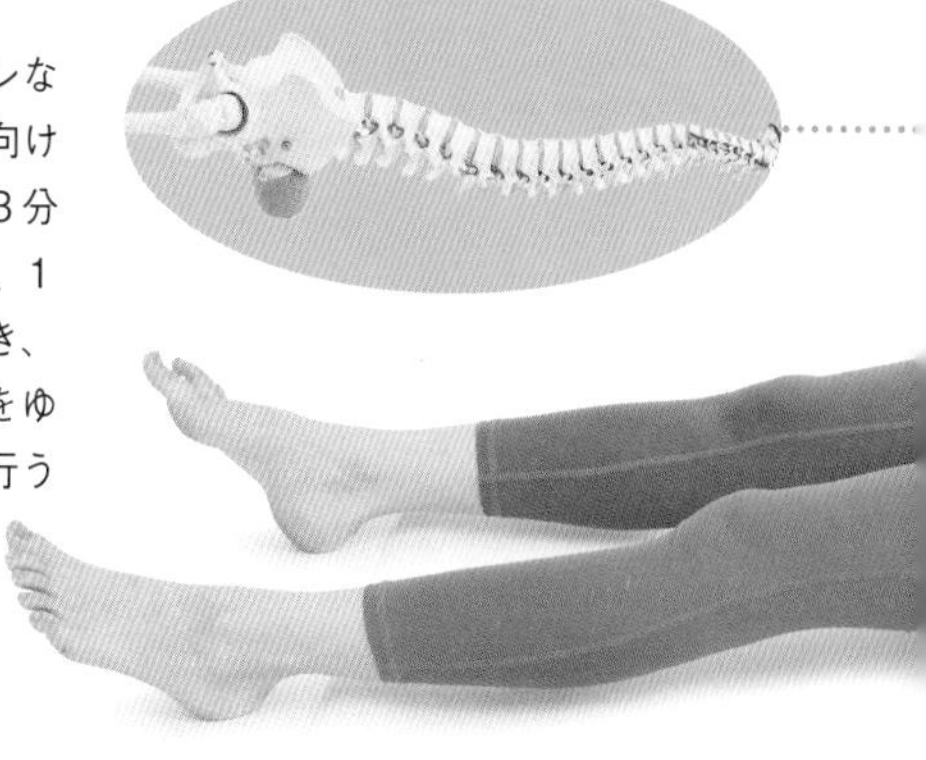

すべての危険度におすすめ

基本のストレッチ 2

おっとせい体操

腰椎の前方にかかっていた負荷を分散し、ヘルニアのリスクを軽減！
腰から背中にかけての骨や関節に対して痛み解消のメカニズムが働きます。

1

正座の体勢から、前方で手のひらをつける

床の上で正座の体勢になってからお尻を上げ、上体を前方へ傾けつつ、両腕を前方へ真っ直ぐ伸ばし、両手のひらを床につける。両手のひらを床につけたら、ゆっくり大きく息を吸う。

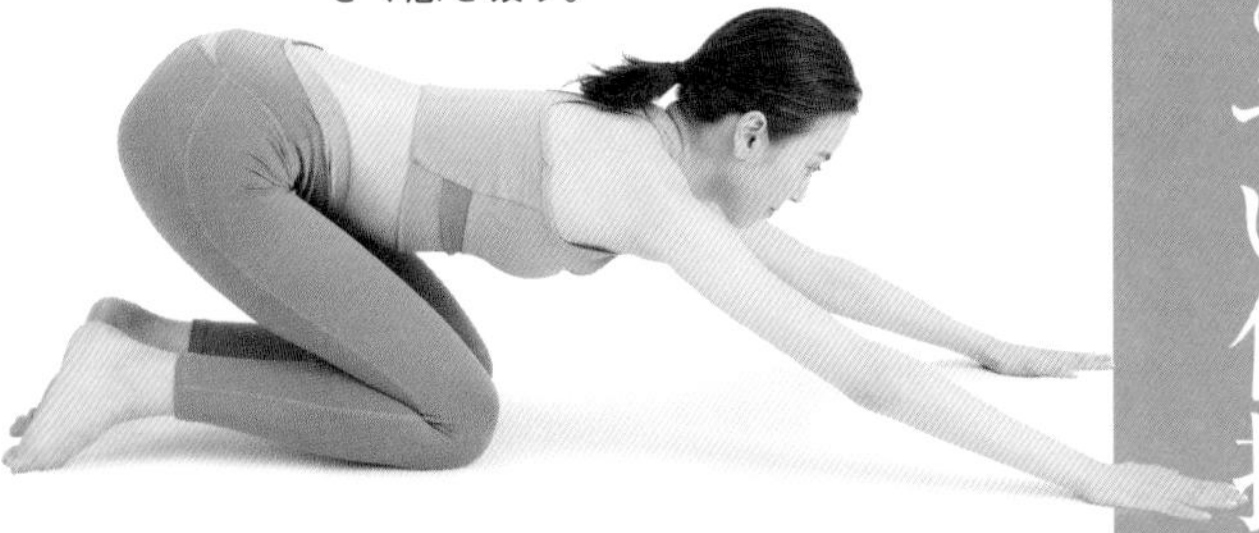

ポイント

うまくできないときのアレンジバージョン

腰周りの関節・筋肉が硬くなっていると、上体を起こしたときに腰から背中をうまく反らせず、“ほぼ真っ直ぐ”のままになってしまうことも。そうした場合には、両ひじを床について行うアレンジバージョンを行えばOK。アレンジ版を楽にできるようになったら、基本のストレッチを行うようにしましょう。

2

腕を伸ばして腰〜背中を反らす

息を吐きながら、ゆっくり腕を伸ばして上体を起こす。おへそが床から離れるぐらいまでできれば理想的。その体勢を1〜3分間キープする。回数の目安は、1日1〜3回。体の力を抜いてできるだけ胸を張り、背すじを伸ばすイメージで行うと効果的。

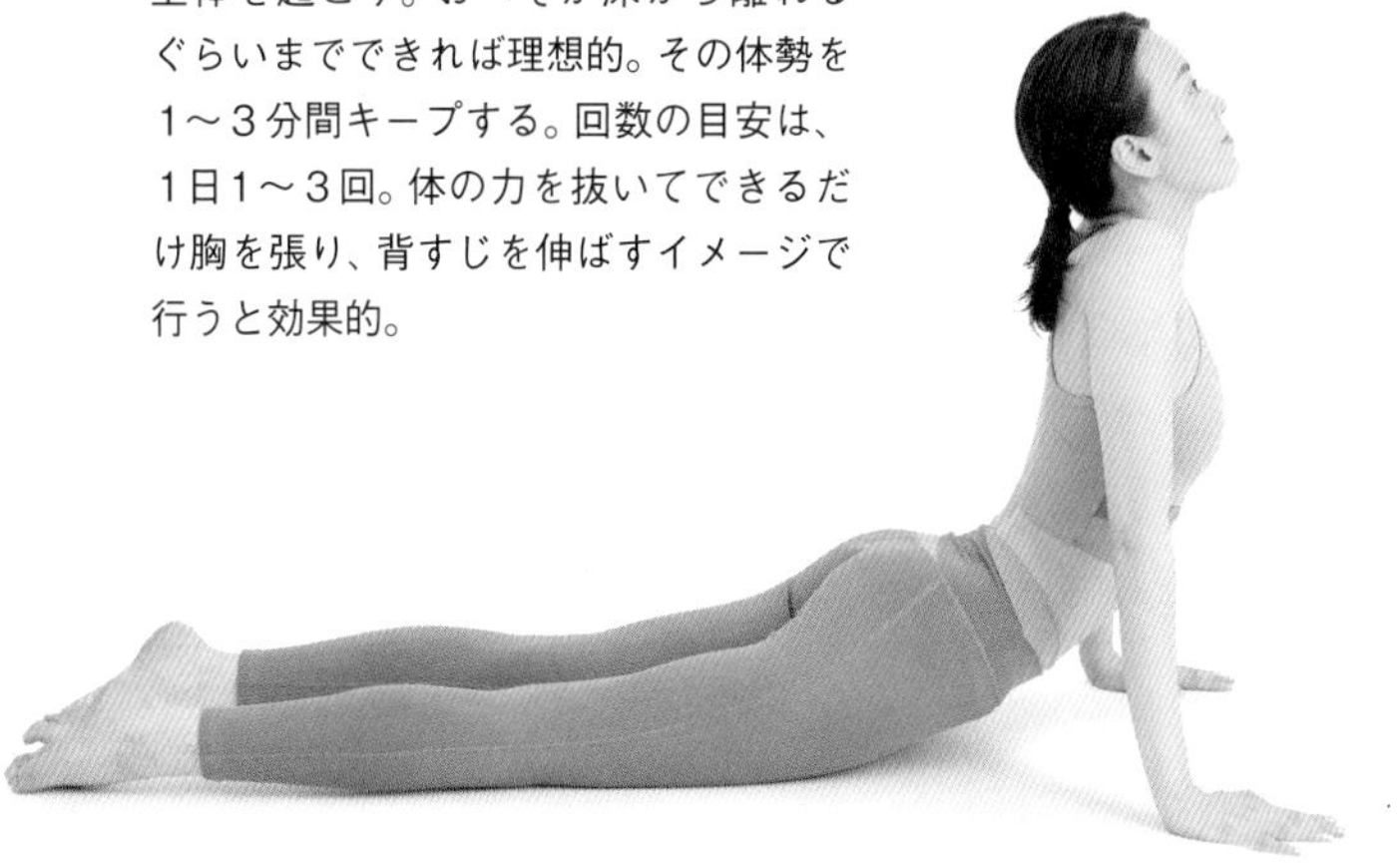

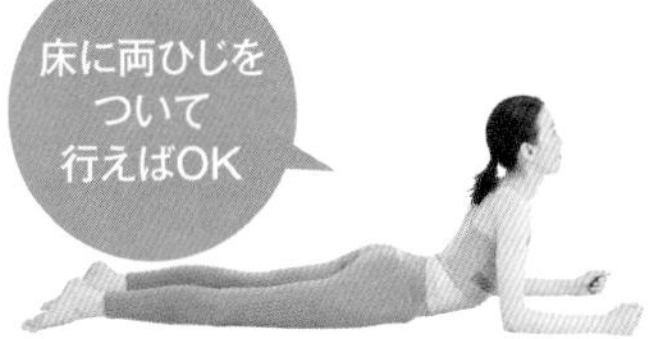
床に両ひじをついて行えばOK

息を吐きながら、ゆっくり腰(腹部)を下げる。おへそが床につくぐらいまでできれば理想的だが、できる範囲でOK。その体勢を1〜3分間キープ。回数の目安は、1日1〜3回。体の力を抜いてできるだけ胸を張り、背すじを伸ばすイメージで行うと効果的。

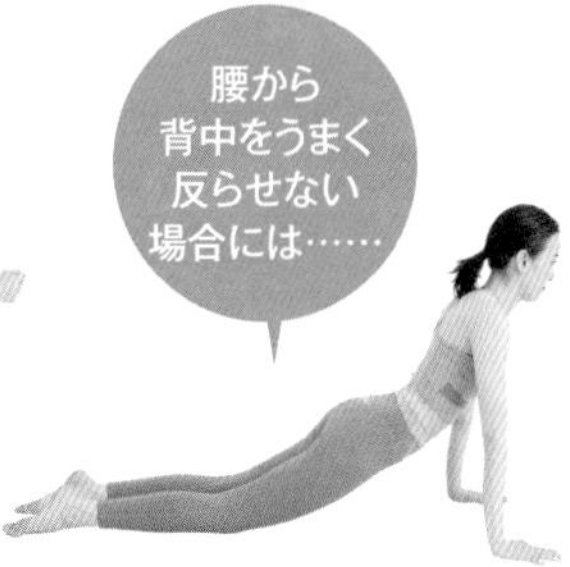
腰から背中をうまく反らせない場合には……

上の2の体勢が取れない場合は、その体勢のまま、ゆっくり大きく息を吸う。

すべての
危険度に
おすすめ

基本の
ストレッチ
3

ねこ体操

背骨の左右に長く伸びている筋肉＝脊柱《せきちゅう》起立筋《きりつきん》をリフレッシュさせて、腰周り全体のバランスを整えます。おっとせい体操とセットで行いましょう！

1

正座をして、上体を前方に倒す

床に正座をして大きく息を吸ったら、両腕を前に伸ばしていき、上体を前方に倒す。

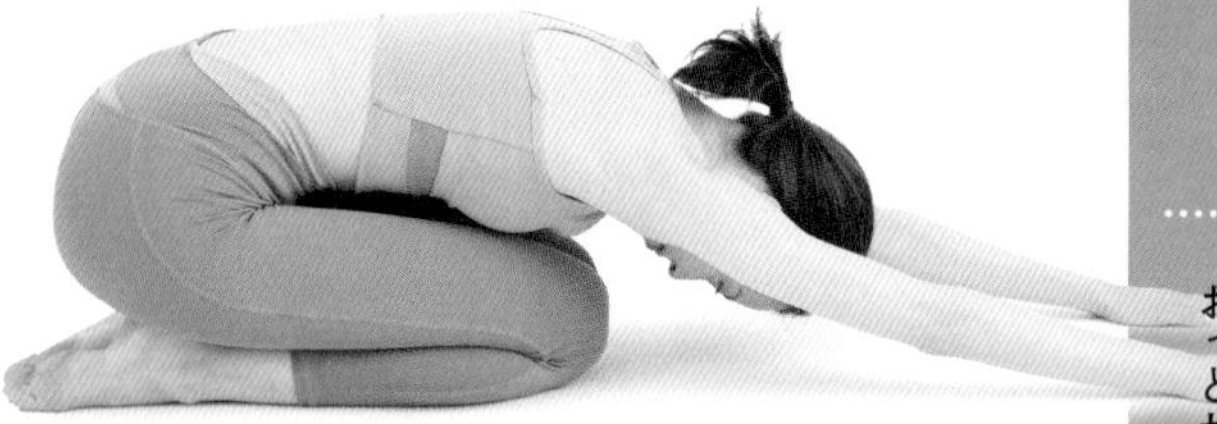

ポイント

慣れてきたときのアレンジバージョン

基本のストレッチの動きに慣れてきたら、丸めたバスタオルやクッションをおなかにあてて行うと、より深く体を丸めることができます。

2

腰から背中をさらに丸める

息を吐きながら、腰から背中をできるだけ丸める。その体勢を1～3分間キープ。回数の目安は、1日1～3回。体の力を抜きながら、腰から背中を「伸ばしつつ弓なりに丸める」というイメージで行うと効果的。

※最後にもう1回おっとせい体操（32ページ参照）を行う

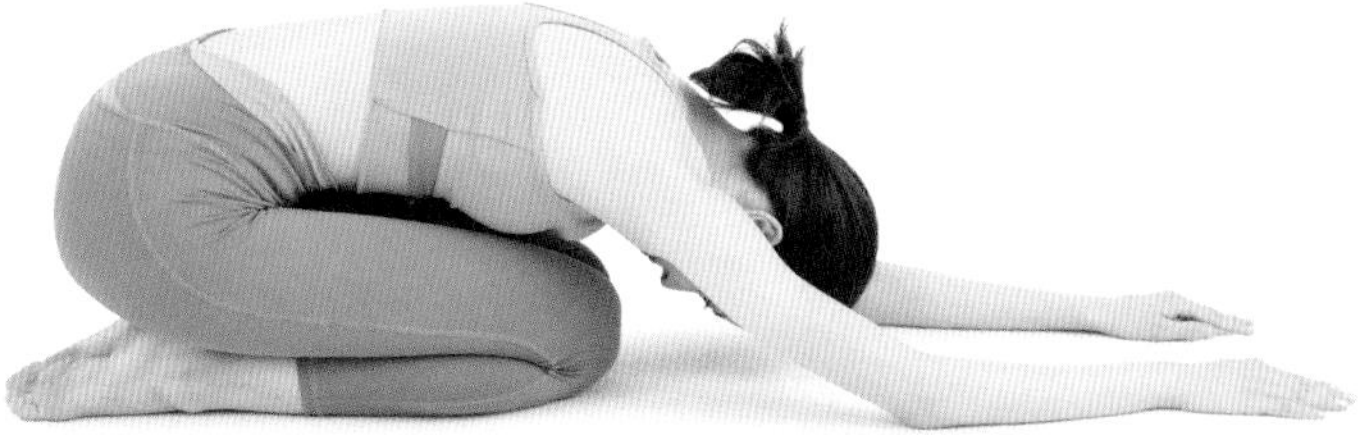

床に正座をして、あらかじめ用意しておいたタオルを腹部に置き、大きく息を吸う。次に、両腕を前に伸ばして上体を丸め、息を吐きながらさらに腰～背中を丸める。その体勢を1～3分間キープ。回数の目安は、1日1～3回。

おなかにタオルを挟み、上体を丸める

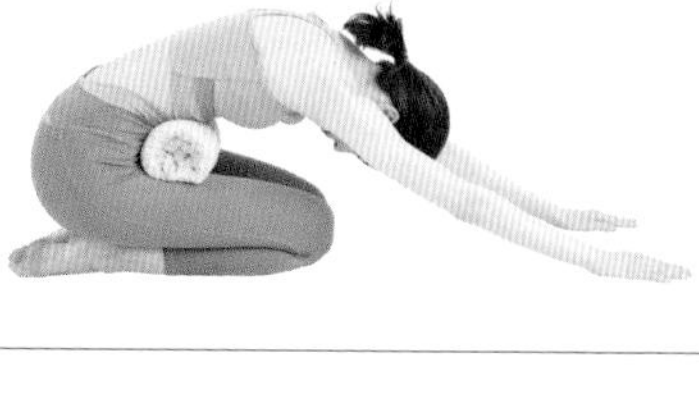

スペシャル
ストレッチ

危険度❶で
プラスする

脊柱起立筋ストレッチ

脊柱起立筋をいっそうリラックスさせ、
“苦手な動きと体勢”を繰り返すことで、
腰椎を含めた背骨全体の動きが
グッとスムーズになる！

1

痛みがあるほうの腰を上にして寝る

床の上で、痛みがあるほうの腰を上にして横向きに寝て、同じ側の脚のひざを90度に曲げ、そのひざを床につける。

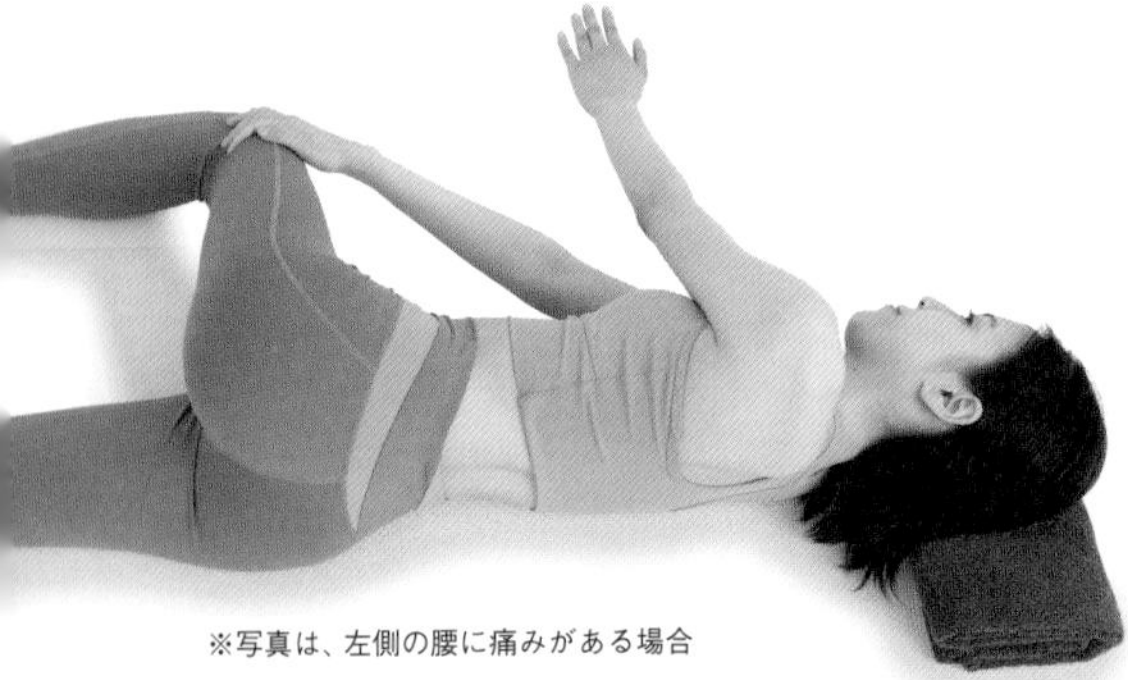

※写真は、左側の腰に痛みがある場合

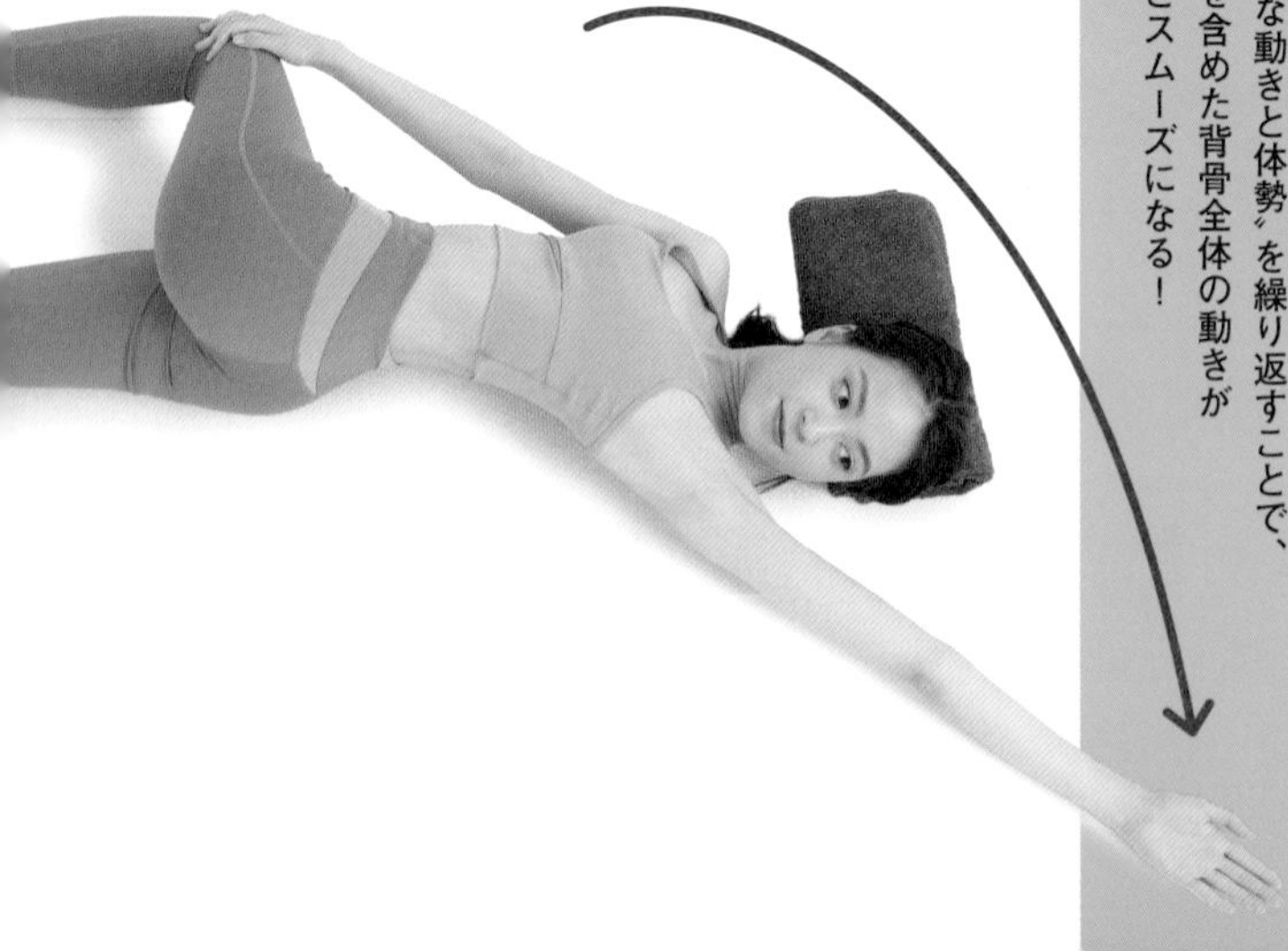

ポイント

効果を半減させないための注意点

体をひねったときの理想型は、1でひざを床につけたまま、2で肩が床につく状態にまでなること。ただし、人によっては、下の写真の程度までしか体をひねれないことも。そうした場合でも、床につけたひざは離さずに行うこと。できる範囲で継続していけば、理想型に近づいていきます。

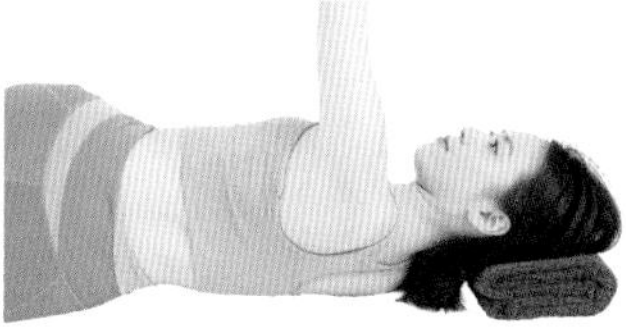

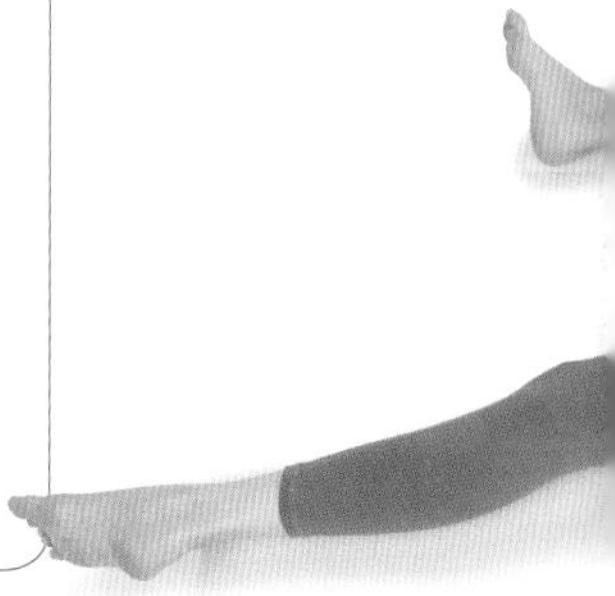

2

上半身を反対側にひねる

床につけたひざが浮かないように手で押さえつつ、腰に痛みがあるほうの腕を頭上に伸ばしながら、顔の横に腕がくるように上体をひねる。その体勢を30秒間キープ。回数の目安は、1日1～2回。1から2への動きが重要なので、1をとばして2の動きだけを行わないこと。

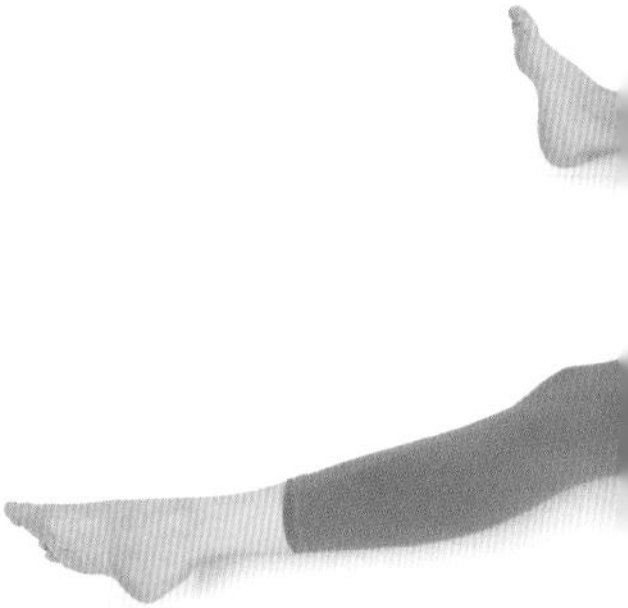

スペシャル
ストレッチ

危険度❷で
プラスする

胸腰椎ストレッチ

腰のあたりから前かがみになるという
パターンの悪い姿勢を矯正して、
痛みの出現頻度も抑えるストレッチ。
前傾姿勢の多い仕事をする人にぴったり！

1

肩甲骨と腰の中間にボールをセット

背中側の肩甲骨《けんこうこつ》と腰の中間の位置（胸腰椎《きょうようつい》移行部）に、あらかじめ用意しておいた２個のテニスボールを、左右中央にくるようにセットする。腰から曲がって前かがみになっている人は、ボールをあてる位置の骨が出っ張っている場合があるのでわかりやすい。

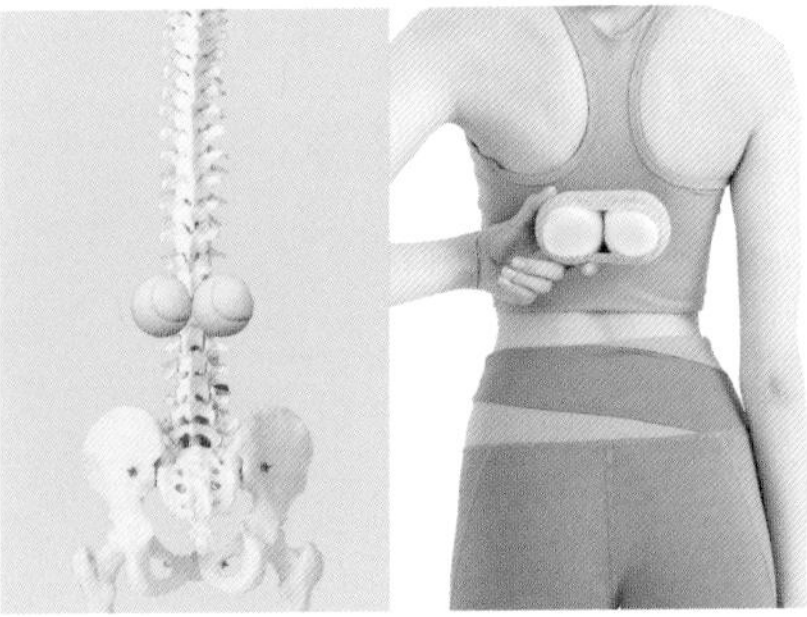

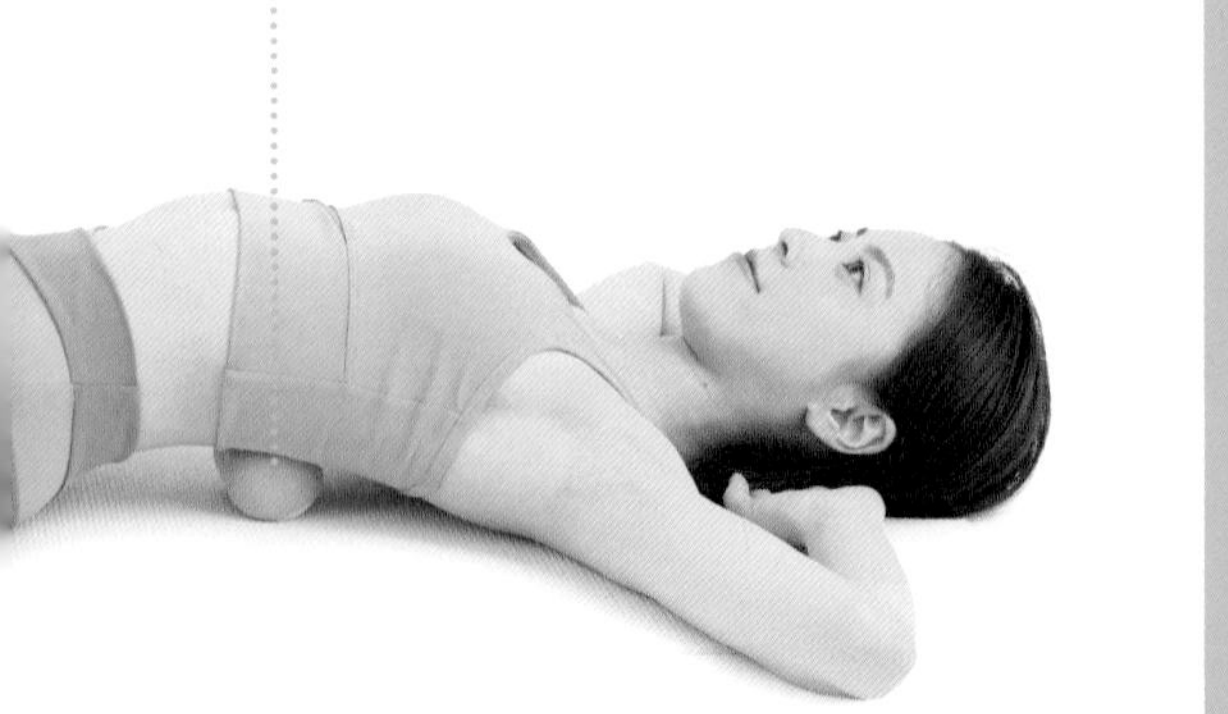

※ボールの位置の目安は、“みぞおちの裏側”のあたり

2

1～3分間、仰向けに寝る

テニスボールの位置がズレないように注意しながら仰向けに寝て、その体勢を１～３分間キープ。回数の目安は、１日１～３回。体の力を抜き、ボールを支点に腰を反らすようなイメージで行うと効果的。

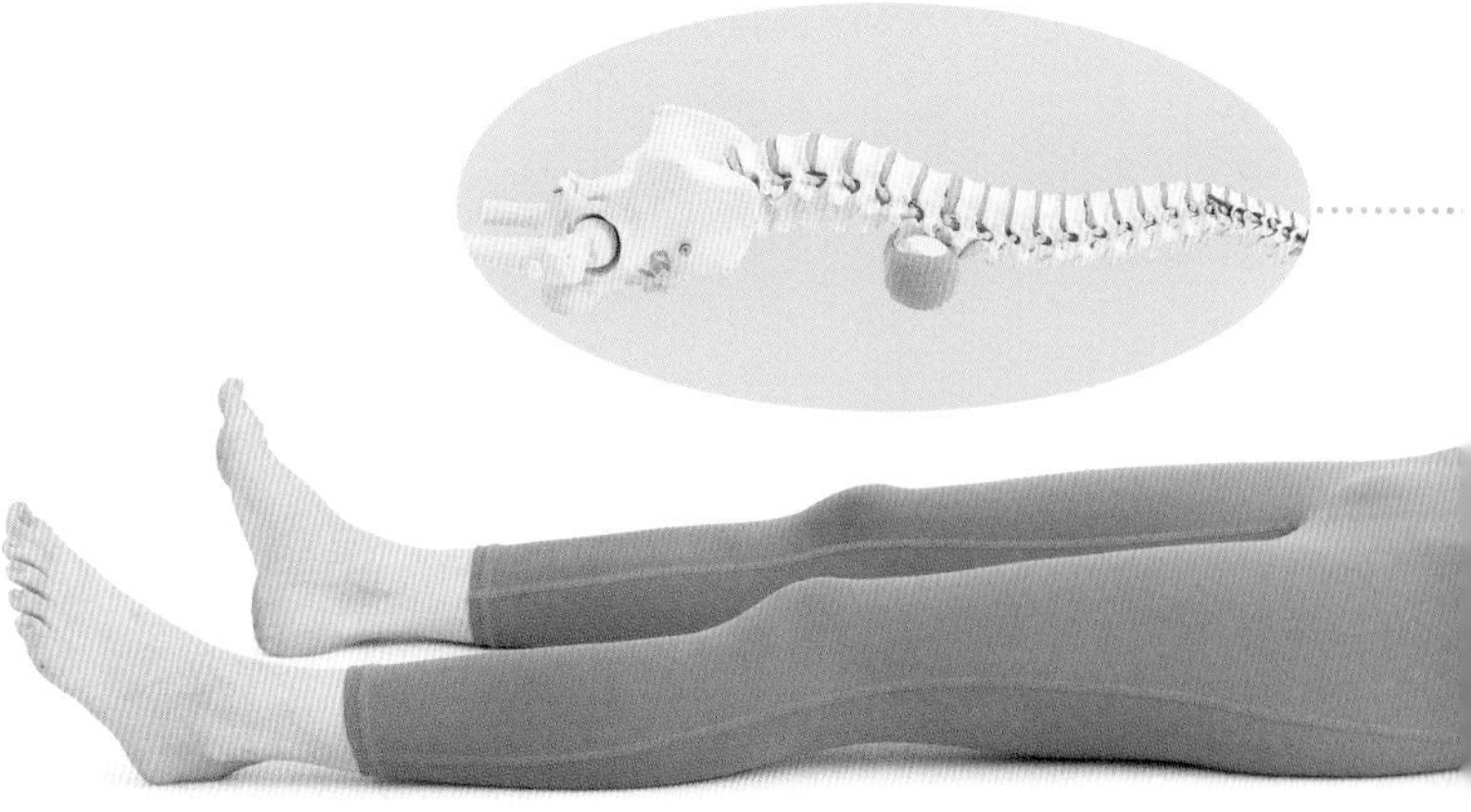

スペシャルストレッチ

危険度❷でプラスする

肩甲骨ストレッチ

背中の上部＝肩甲骨あたりから前かがみになるパターンの悪い姿勢を矯正して、痛みの出現頻度も抑えるストレッチ。腰だけでなく、首のヘルニアにも有効！

1

肩甲骨の高さにボールをセット

肩甲骨の高さの位置に、あらかじめ用意しておいた２個のテニスボールを、左右中央にくるようにセットする。

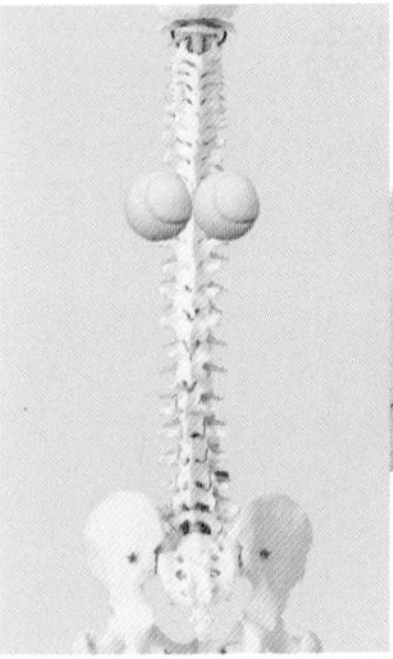

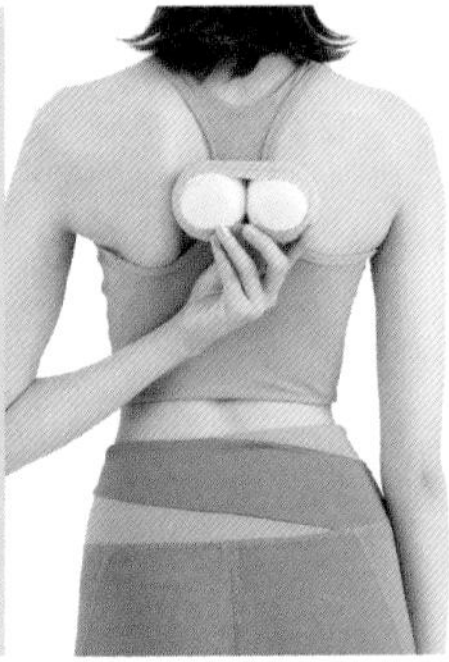

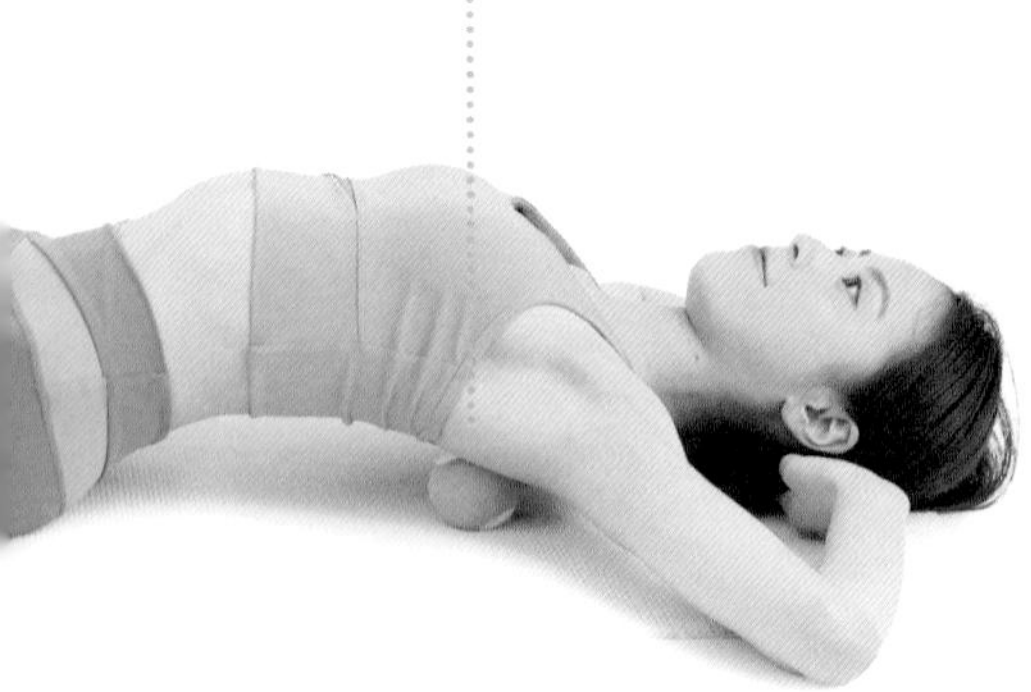

2

1〜3分間、仰向けに寝る

テニスボールの位置がズレないように注意しながら仰向けに寝て、その体勢を1〜3分間キープ。回数の目安は、1日1〜3回。体の力を抜き、ボールを支点に胸を反らすようなイメージで行うと効果的。

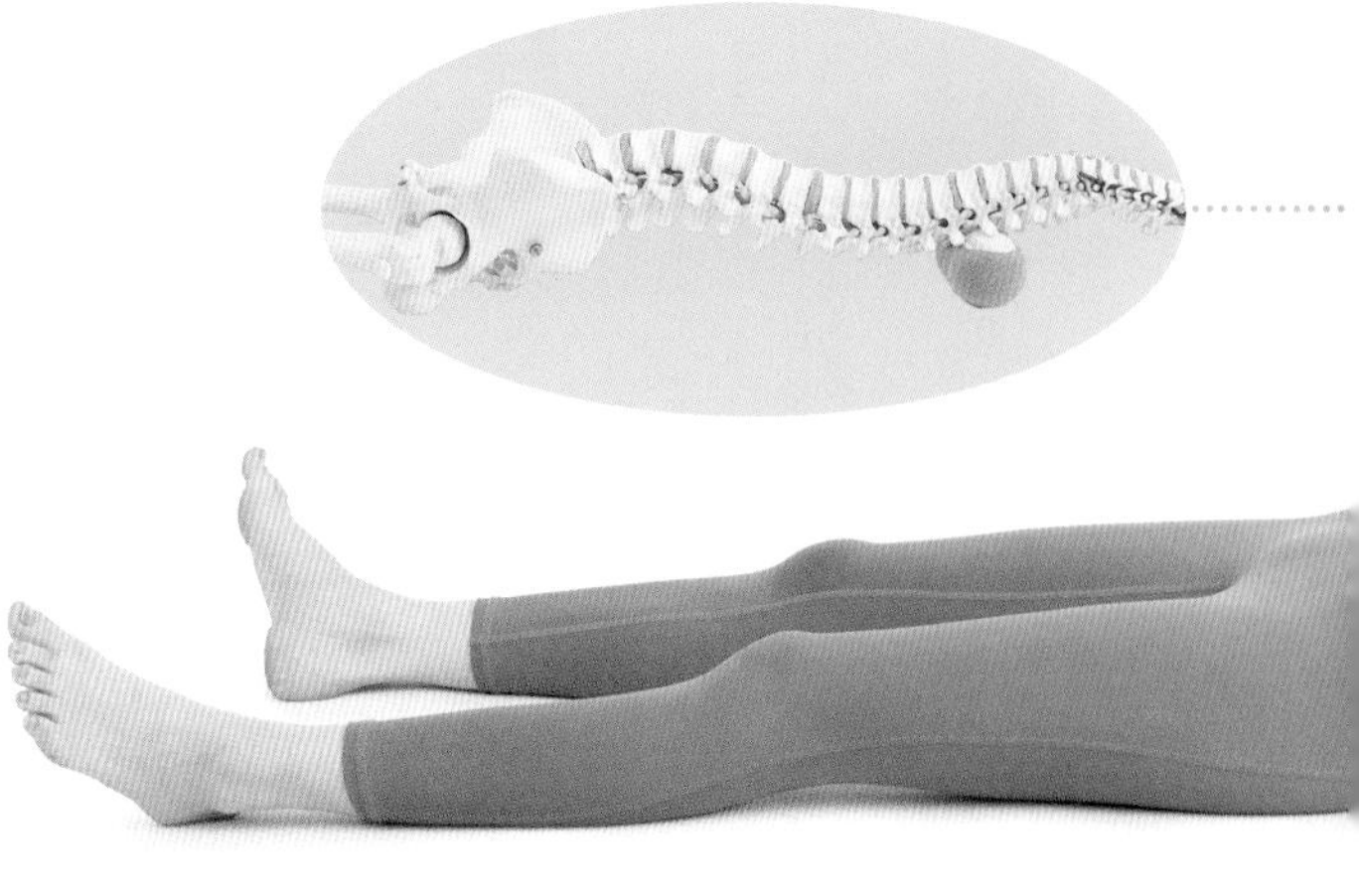

スペシャル
ストレッチ

危険度❸で
プラスする

腰椎回旋ストレッチ

腰椎を正常な方向へ回旋《かいせん》させて、
不自然にねじれた状態を矯正します。
椎間板にかかるプレッシャーを減らし、
神経の圧迫も和らげられる！

1 “最初の目印”の腸骨を確認

両手の人差し指と親指を広げ、「左右の腸骨の出っ張りの上端」の高さを確認する。

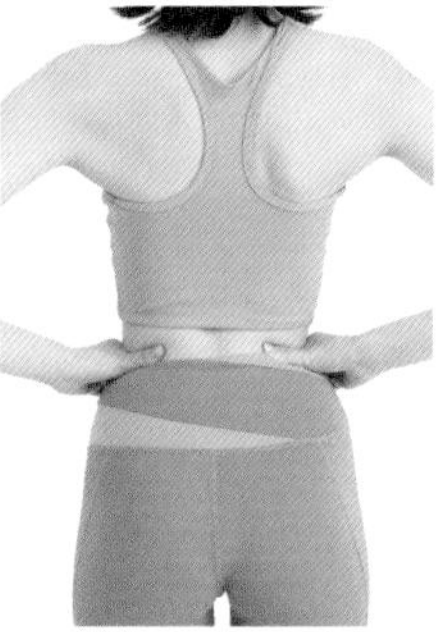

2 両手をスライドし、背骨を確認

1の高さをキープしながら、両手を背中中央に向けて水平にスライドし、両手の親指の先を背骨の上で合わせる。

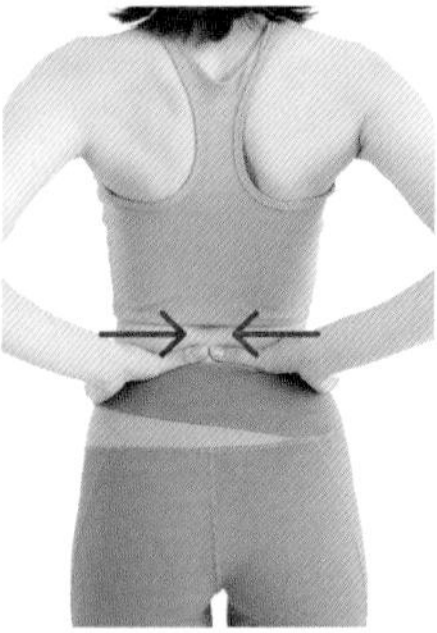

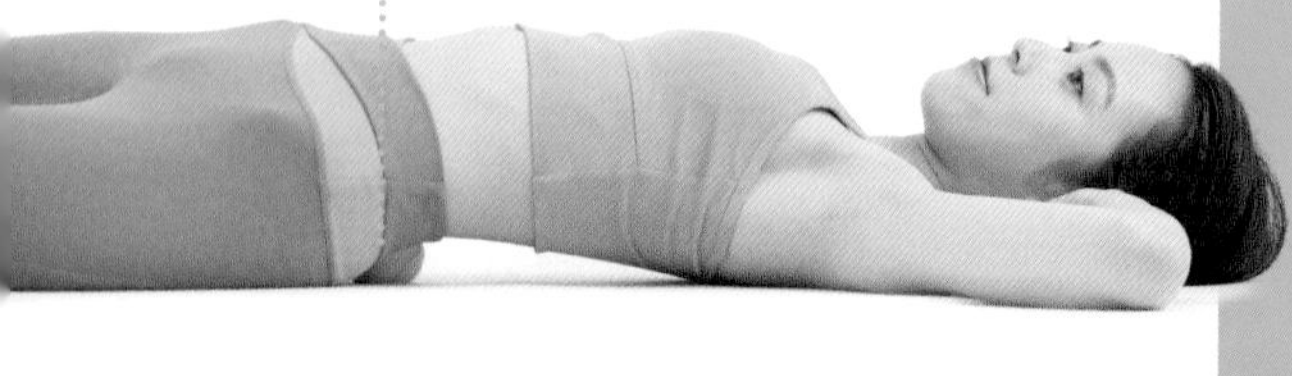

3

腰椎へのボールのセット完了

痛む側の手だけを外し、反対の手の親指の爪の位置に、あらかじめ用意しておいたテニスボール1個を乗せれば、腰椎へのボールのセット完了。

※写真は、左側の腰に痛みがある場合。
痛みのないほうにテニスボールをセットする

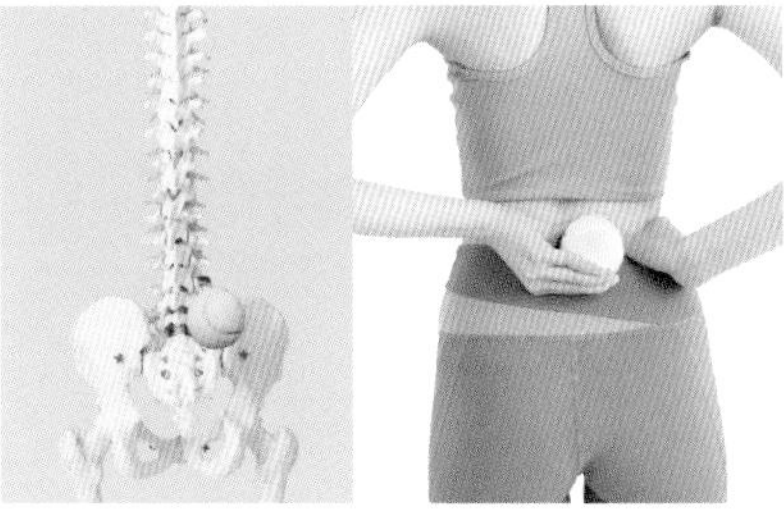

4

1～3分間、仰向けに寝る

テニスボールの位置がズレないように注意しながら仰向けに寝て、その体勢を1～3分間キープ。回数の目安は、1日1～3回。体の力を抜き、「痛む側の前方へのねじれ」を後方へ引き戻すようなイメージで行うと効果的。

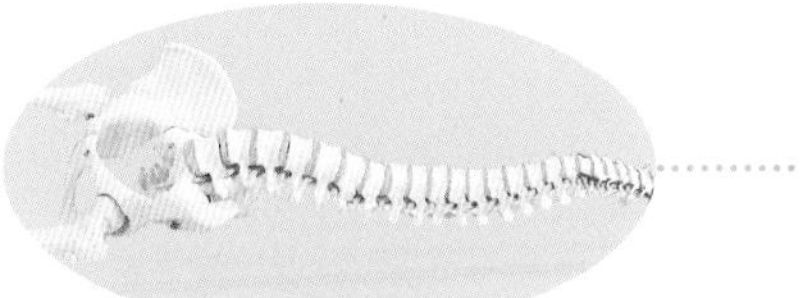

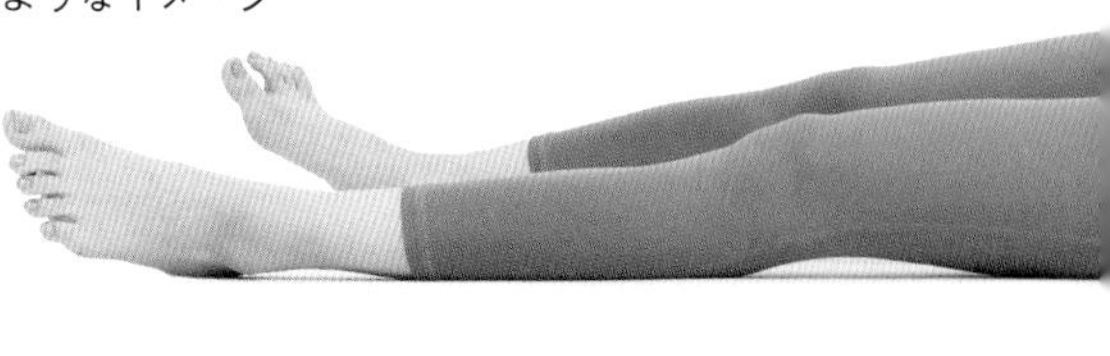

下半身の
痛み・しびれに
❶

お尻神経ほぐし

硬くなりがちなお尻の筋肉や靱帯を
適切なポイントで刺激し、柔軟にすることで、
神経・血管を圧迫から解放。
お尻や脚に広がった痛み・しびれを解消！

1

まずは"目印"の尾骨を確認

お尻の割れ目の上の出っ張った部分＝「尾骨」を探し、「痛み・しびれがあるほうとは反対側」の手で作った握りこぶしをあてる。

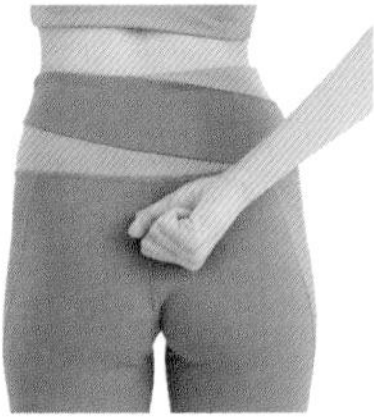

※写真は、左側に痛み・しびれがある場合

2

握りこぶしの横にテニスボールをあてる

次に、反対の手（痛み・しびれがあるほうの手）で、あらかじめ用意しておいた3個のテニスボールを三角形の形で持ち、握りこぶしの横にあてる。

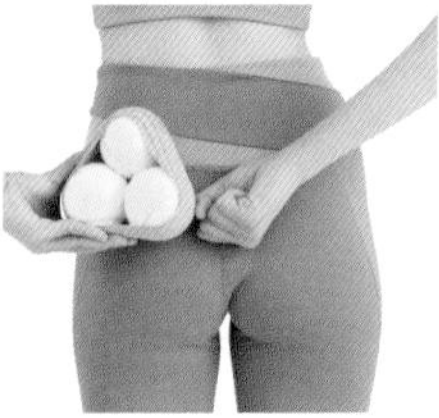

3

お尻へのボールのセット完了

テニスボールの位置はそのままで、握りこぶしだけを外す。これで、お尻へのボールのセット完了。

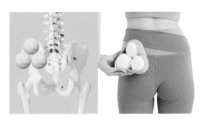

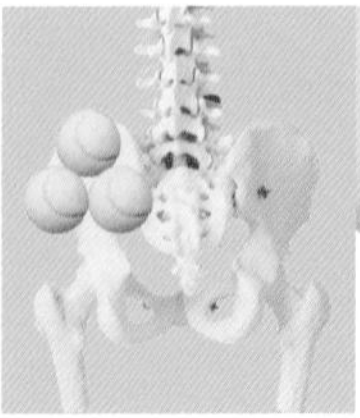

4

1〜3分間、仰向けに寝ながら片脚を上げて内側に傾ける

テニスボールの位置がズレないように注意しながら仰向けに寝て、反対側の脚を軽く上げて内側に傾けた体勢を、1〜3分間キープ。回数の目安は、1日1〜3回。お尻のだるさ、脚のしびれや違和感（坐骨神経痛）がひどいときは、その都度行ってもOK。体の力を抜き、お尻のコリをジワーッとほぐすイメージで行うと効果的。

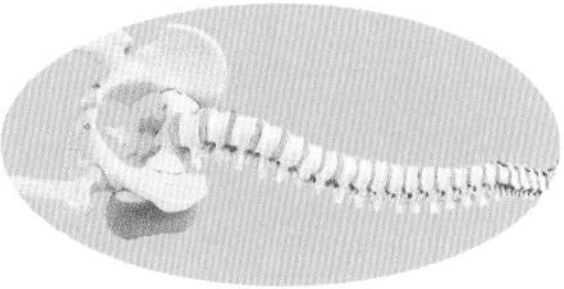

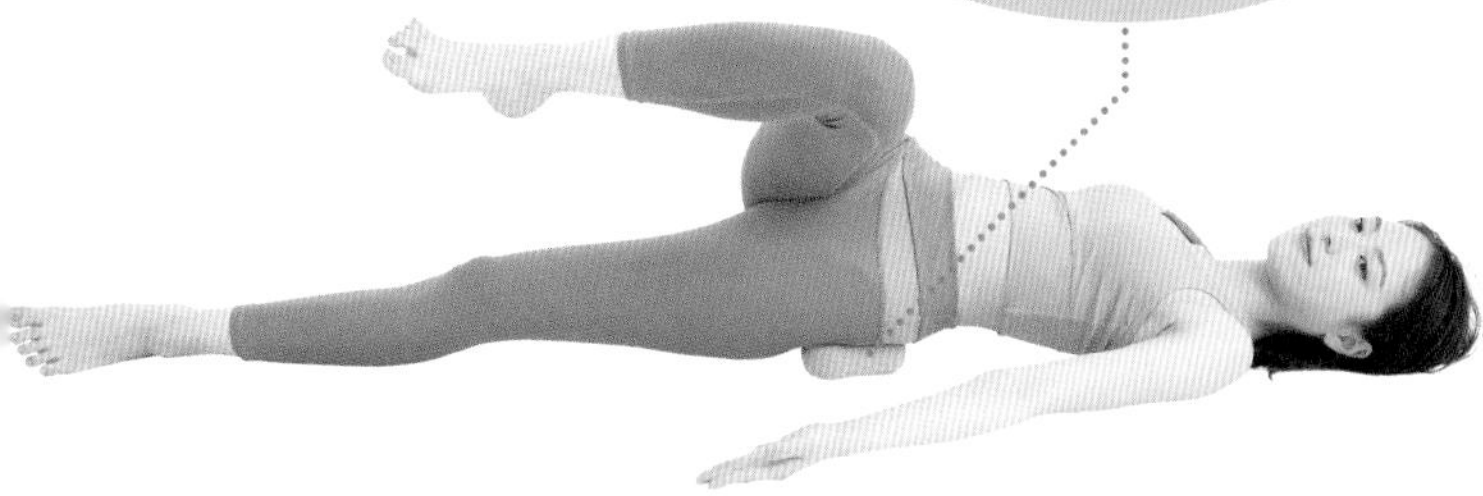

ポイント

上げた脚は内側に45度傾ける！

上げた脚を45度ぐらい内側に傾けると、体の重みがテニスボールにうまく乗り、お尻のだるさ・張り・コリのほか、脚にかけてのしびれも解消・改善するメカニズムが働きやすくなります。

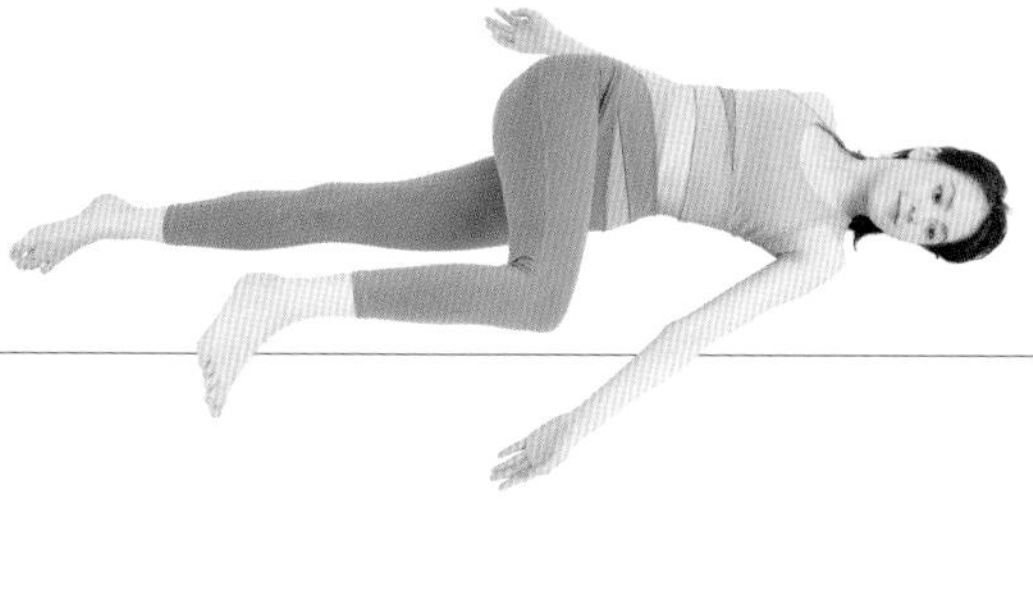

下半身の痛み・しびれに②

お尻筋肉ほぐし

ヘルニア持ちの人によくみられる「お尻の横」の痛みやコリの改善・解消に絶大な効果を発揮するセルフケア法。股関節の機能をアップさせる効果も兼備！

1

お尻上部の側面にボールをセット

痛み・しびれ・違和感があるほうのお尻の上部の側面に、あらかじめ用意しておいたテニスボール１個を乗せる。これで、ケアすべきポイントへのボールのセット完了。

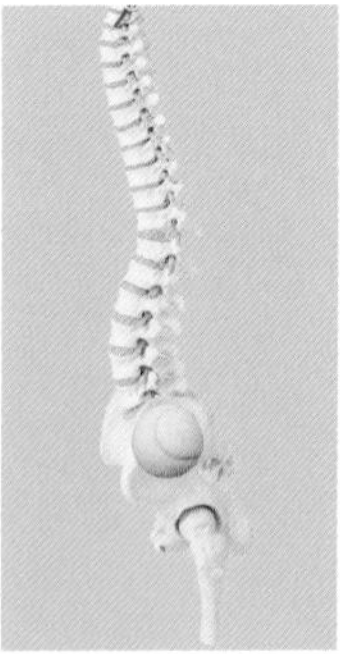

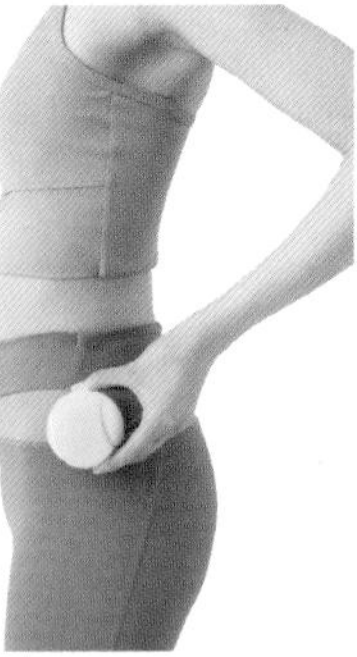

※写真は、左側に痛み・しびれがある場合

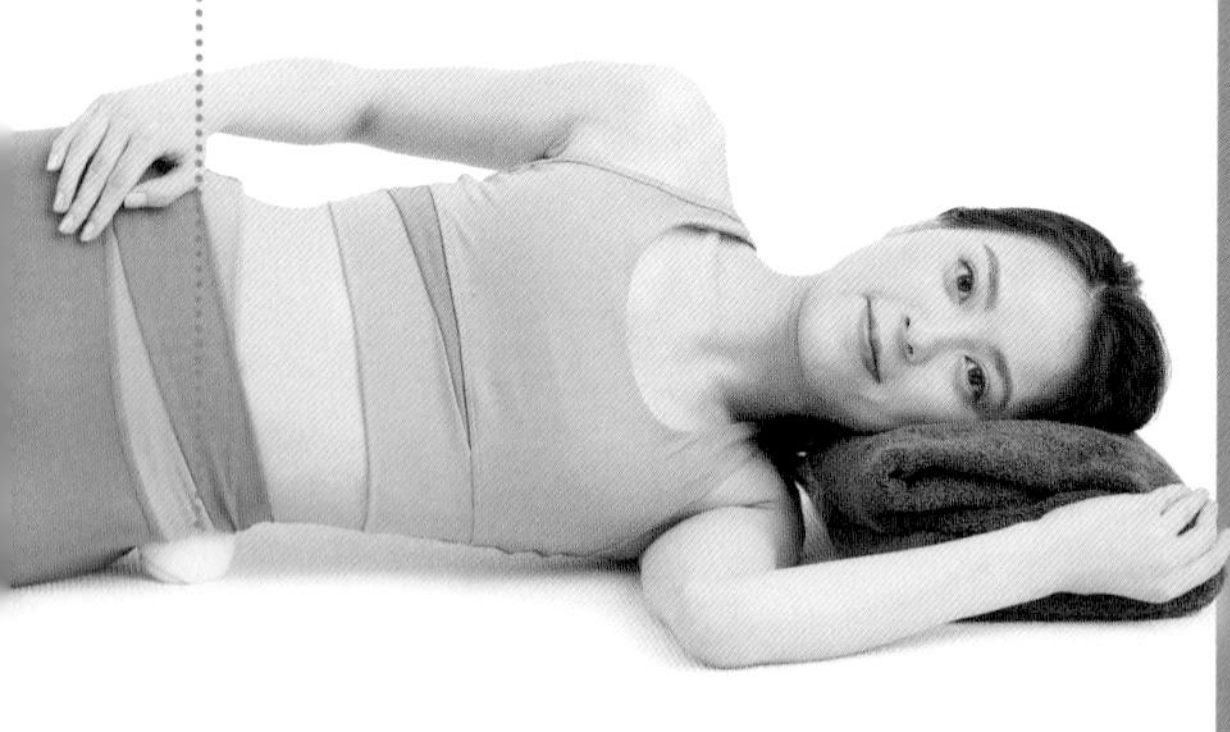

2

30秒〜1分間、横向きに寝る

テニスボールの位置がズレないように注意しながら横向きに寝て、その体勢を30秒〜1分間キープ。回数の目安は、1日1〜3回。体の力を抜き、お尻のコリをジワーッとほぐすイメージで行うと効果的。

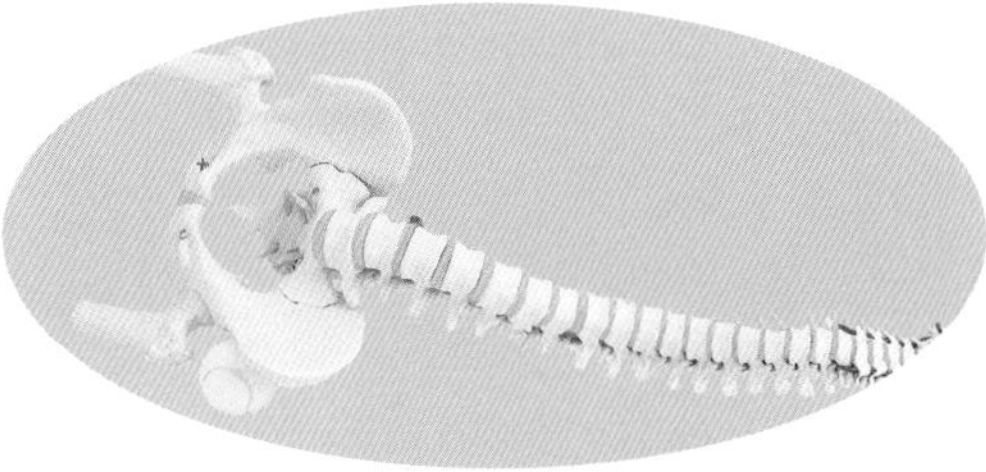

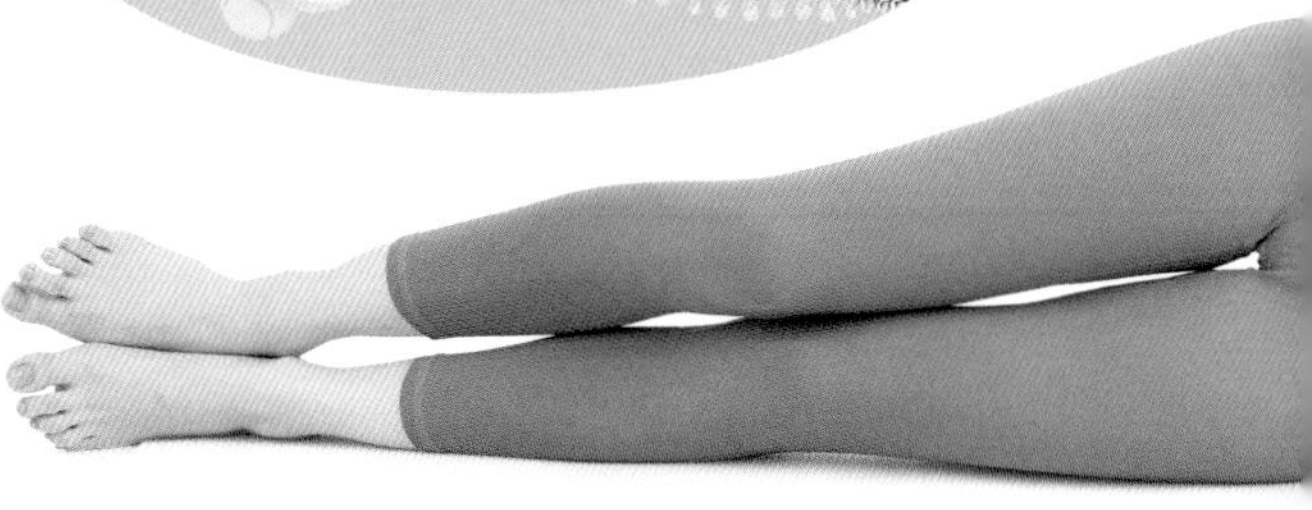

動けないほどの激痛に

痛み緩和ストレッチ

普段よりも痛みが強いときや、「関節の固まりぐあい」やしびれがひどいときでも行えて、不快な症状の緩和を促すストレッチです。

プチおっとせい体操

「朝起きたときに腰がガチガチで動かないとき」や「ぎっくり腰になったとき」などに、痛みの緩和・動かしづらさの解消を促すストレッチです（詳細は107ページ参照）。

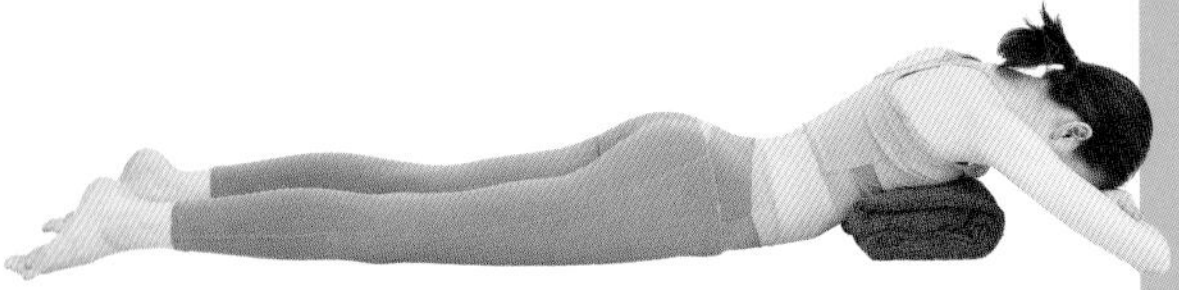

脚L字ストレッチ

腰の痛みよりも、「お尻～脚にかけてのしびれ・だるさ」「ムズムズするような違和感」などが気になるときに、スピーディーで高い改善・解消効果をもたらすストレッチです（詳細は108ページ参照）。

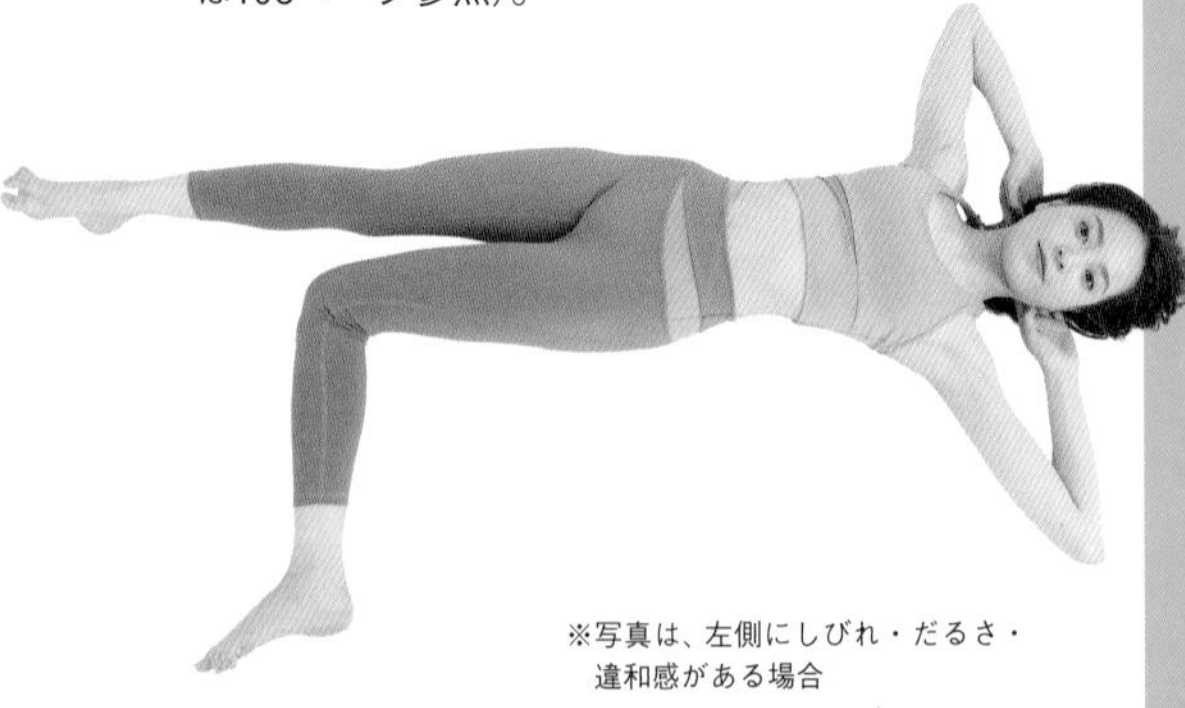

※写真は、左側にしびれ・だるさ・違和感がある場合

第2章

「腰のヘルニア」の痛み＆しびれは自分で治せる！

クッション&バネの役割を兼備する椎間板

腰のヘルニア・首のヘルニアからくる痛みやしびれを治すために、重要なカギになるのは「背骨（脊椎《せきつい》）」です。

背骨は、1本の長い骨ではなく、小さな骨（椎骨《ついこつ》）が1つ1つ積み重なることでなり立っています。

具体的には、

- 7個の頸椎《けいつい》
- 12個の胸椎《きょうつい》
- 5個の腰椎《ようつい》
- 仙骨《せんこつ》1ブロック

●尾骨1ブロック

が連なって、ゆるやかなS字状カーブを描いています（24ページ右の図参照）。**こうした背骨のS字状カーブがあるおかげで、体重や重力からくる負荷、地面から受ける衝撃などをうまく分散でき、私たちは日常動作を問題なく行えるのです。**

ただし、負荷や衝撃を和らげる点で、見逃せないメカニズムがもう1つあります。それが、**椎骨と椎骨の間にある「椎間板《ついかんばん》」という組織です。**

椎間板の内部には、ゼリー状の髄核《ずいかく》という組織があり、周囲は線維輪《せんいりん》という軟骨で囲まれています。人の動きに合わせて髄核がさまざまな形に変わりながら機能して、その髄核を線維輪が守ってくれています。

こうした構造・メカニズムによって、負荷や衝撃を緩和する「クッションの役割」を果たすと同時に、関節の曲がりやひねりをスムーズに行う「バネの役割」まで果たしているのです。

ですから椎間板には、常に負荷が押し寄せています。

通常、**寝ているだけでも25～30キロの力が加わっているとされ、普通に立っているだけでも約１００キロの負荷がかかっているといわれています。**

このように、椎間板としても背骨全体としても、非常に大きな負荷が四六時中かかっていることは、当然ながら椎間板ヘルニアという疾患の大きな要因になっているのです。

［ 椎間板の構造 ］

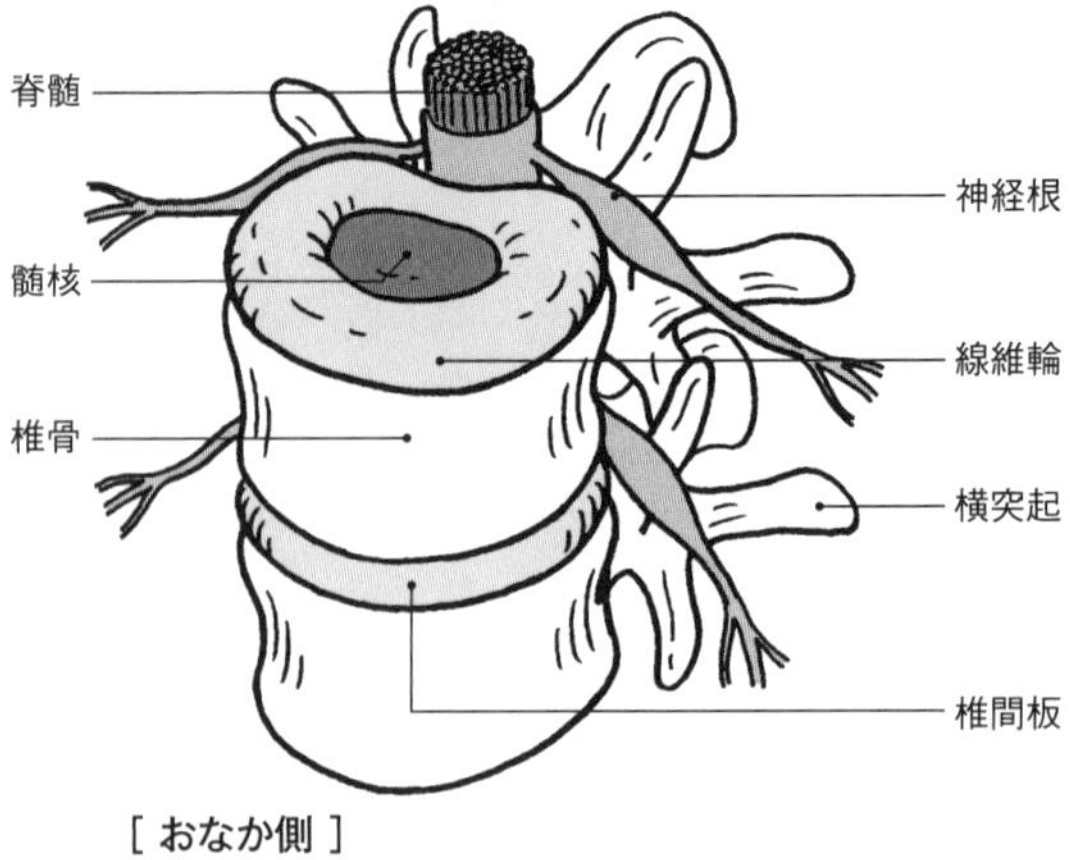

椎間板や関節の構造がいつの間にか崩壊する理由

椎間板に、いかに大きな負荷が押し寄せているか——。

その点に関して、世界的に有名な研究結果があります。

それは、スウェーデンの腰痛研究の権威であるアルフ・ナッケムソン氏による発表で、「生きた人間の腰の関節＝第3腰椎と第4腰椎の間」の椎間板に電極を直接挿入して、椎間板にかかる圧（負荷）が姿勢によってどのように変化するのかを測定したものです。

その結果、普通に立っているときにかかる圧を100とすると、**イスに座っただけで140に上昇し、座って前かがみになると185にまで跳ね上がると判明して**

いるのです（左ページの図を参照）。

にもかかわらず、私たちの体は、椎間板にこれほど大きな負荷がかかっていることを感知しません。

なぜなら、**椎間板自体には、神経が通っていないからです。**

そのため、なんとなく楽に感じられる悪い姿勢などを取り続けるうちに、椎間板・背骨の椎骨・椎骨どうしからなる関節（椎間関節《ついかんかんせつ》）などの構造がじわじわと崩壊してしまいます。

押し寄せる負荷に〝周囲の筋肉で対抗〟している間、いわゆる筋肉痛の類いの張り・こりなどを感じることはできます。ただし、**より深刻な椎間板などの崩壊にはほぼ気づけないということです。**

そして、その崩壊した構造が神経を刺激することによって、強い痛みを〝やっと感じる〟ことになるというわけです。

［ 姿勢別「腰の椎間板にかかる負荷」の変化 ］

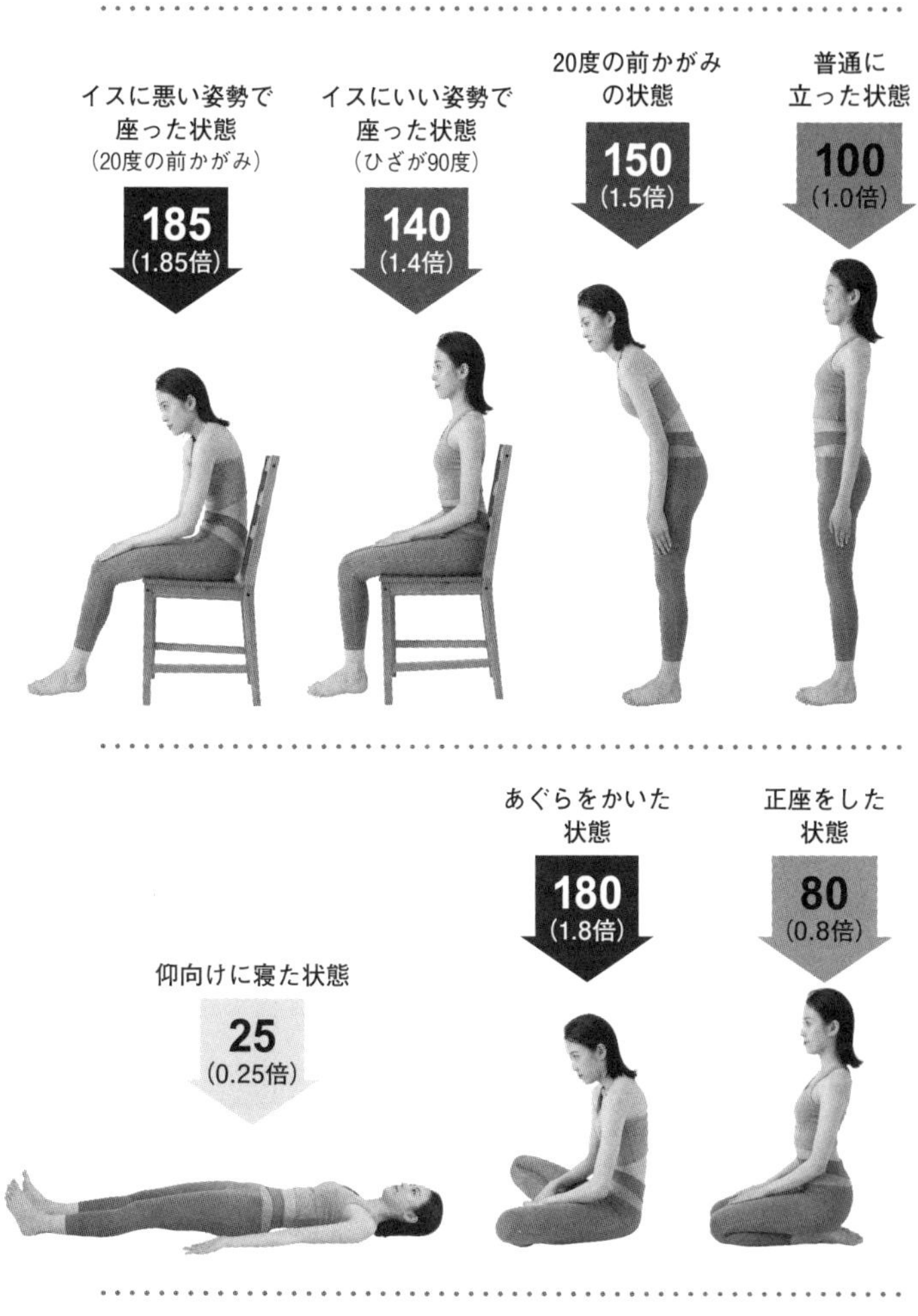

10代後半からも現れるヘルニアには
いち早いケアが必要

椎間板に負荷がかかり続ける状況は、関節を固まらせることにもつながっています。ですから、椎間板の内圧（内部にかかる圧）は、気づかぬうちに上昇していきます。

そして、ある時点で、**椎間板は過剰な負荷に耐えられずにヒビが入り、髄核の一部が背中側の外に押し出されます**（25ページの図を参照）。

それがまさに「ヘルニア」で、ヘルニアという言葉の語源（体の組織などが本来あるべき位置から飛び出した状態という意味のラテン語）どおりの状態になってしまうということです。

そして、**そのはみ出した部分が神経根（脊髄《せきずい》から枝分かれした神経）などを刺激して、激しい痛みやしびれを感じるようになるのです。**

また、椎間板は本来、80％以上が水分からできていて、この水分が減少して硬化するなどの変性は10代後半から始まるとされています。

そうした状況に追い討ちをかけるように、椎間板の構造が壊れてしまうと、腰や首の関節を自由に動かせなくなるのも当然のことなのです。

私のこれまでの経験からしても、**椎間板ヘルニアは10代後半の人でもじゅうぶんに起こりうる疾患です。**20～30代に入ると患者さんの数が大幅に増加する印象があり、もちろん40～60代から悩まされる人も多数いらっしゃいます。

整形外科などでは、こうして発症した椎間板ヘルニアを、大別して以下のような2つのタイプに分類しています。

①「脱出型」の椎間板ヘルニア

髄核が線維輪から完全に飛び出し、後縦靱帯《こうじゅうじんたい》（椎間板と神経の間にある組織）まで突き破って、神経根などを刺激している状態。

②「膨隆《ぼうりゅう》型」の椎間板ヘルニア

髄核が線維輪から完全には飛び出してはいないものの、髄核と線維輪がともにふくらむことによって後縦靱帯も変形し、神経根などを刺激している状態。

これらのタイプ分類は、主にＭＲＩ（磁気共鳴画像）検査をもとに行われます。そして一般的には、**①のタイプだと「激しく強い症状が出るが数カ月で症状が軽くなる」と説明され、②のタイプだと「じわじわとした痛みが長引き、治るまでに時間がかかる」と説明されるケースが多いようです。**

ただ、これらはあくまでも画像をもとに行われる分類ですから、私はそれほど重視する必要はないと考えています。

なぜなら、タイプ分類どおりの症状で収まらないことは無数にあり、画像検査を受けた後、②膨隆型から①脱出型へ移行するなど、椎間板の状態がさらに変化することも珍しくないからです。

皆さんが椎間板ヘルニアを治すためには、椎間板ヘルニアの発症メカニズムを理解し、椎間板にかかっている大きな負荷にまず目を向けるべきです。

特に現代社会では、腰椎や頸椎に過剰な負荷をかける生活が一般化しています。**スマートフォン・パソコン・ゲームなどを長時間使用して、前かがみなどの悪い姿勢を取り続けている人が急増中です。**

元来、日本人は農耕民族なので、農作業に必要な前かがみの姿勢が体に染みついています。おじぎやうなずき、礼などの文化の中にも、前かがみになる習慣が根づいています。

そのうえ、今の日本人は、悪い姿勢になる機会がさらに増えているのです。

このままいけば、椎間板ヘルニアに悩まされる人の数は右肩上がりに増えていくことは、容易に想像できます。

やはり、適切なケアで、今すぐに椎間板ヘルニアに対処しておくに越したことはないのです。

痛みやしびれの解消には関節を動かすことがいちばん

腰や首のトラブルを発症すると、痛みやしびれを理由にほとんど体を動かさないかたもいらっしゃいます。

しかし、私がこれまでみた症例からすると、いくら安静を続けていても、痛みやしびれが引くことはまずありません。

痛みやしびれを消したければ、実は関節を動かすことがいちばんなのです。

こうした内容を講演会などでお話しすると、「動かしすぎても関節は老化するのでは？」という質問をよく受けます。

確かに関節には、〝消耗品〟ととらえられる面があります。

ただし、動かしすぎが関節トラブルの引き金になるのは、プロのスポーツ選手で特定の関節を酷使するようなケースぐらいで、一般的には動かさずにいることで、関節の状態は一気に悪化していくのです。

関節は本来スムーズに動き、その正常な動きのおかげで、私たちは日常動作を問題なく行えています。

ところが、**関節を動かさないでいると、関節の可動域（動く範囲）はどんどん狭まり、周囲の筋肉も硬化したり、やせ細ったりしていきます。**

すると必然的に、筋肉と骨の接続部分である腱《けん》や、骨と骨をつないで関節を安定させる靱帯などの組織も、一様に衰えていきます。

その結果、可動域が小さくなっている関節はいっそう固まり、関節内にある椎間板にはいっそうの負荷がかかるようになるのです。

こうなると、椎間板ヘルニアの進行が速まるのは避けられません。

また、「関節を動かさない＝体を動かさない」ということなので、血流も滞ります。**この血流障害も、痛みやしびれを増幅させる要因になってしまいます**（詳細は161ページを参照）。

さらに、体を動かさずにいると肉体疲労がほとんどないため、睡眠の質が低下しがちになります。

すると、自律神経（意思とは無関係に血管や内臓の機能を調整している神経）のバランスが崩れることで、**血流はますます悪化していき、さらなる症状悪化が起こりやすくなるのです**。

おまけに、人間の意識というものは、じっとしている時間が長ければ長いほど、痛みやしびれに集中していきます。つまり、痛みやしびれを余計に強く感じてしまうようにもなるわけです。

だからこそ、椎間板ヘルニアで痛み・しびれを抱えるようになったら、とにかく関節を動かすようにする必要があります。

激しい痛みがある時期には、数日間の安静期間があってもいいでしょう。ただし、**痛みが落ち着いてきたら、ほんの少しずつでも関節を動かすほうが、結果的には早く軽快に向かいます。**

本書の第1章や第4章にあるストレッチのほか、第6章にあるような「歩く」という動作によって、関節を適切に動かす習慣をぜひ身につけましょう。

受けずに済むなら、手術はしないほうがいい

ひと昔前には、〝椎間板ヘルニア＝手術が必要な病気〟と考えられている時代がありました。

しかし現在では、**「ヘルニアは手術をしなくても治るので、保存療法（手術ではない治療法）から始めるのがいい」**という考えが主流になっています。

私の知り合いの整形外科医も、「受けずに済むなら、手術はしないほうがいい」という言葉が口癖になっています。また、欧米、特にアメリカでは、外科医のほとんどが手術を推奨しない傾向になってきているようです。

そもそも手術には、いくつかの方法があります。

最も標準的に行われているのは、皮膚を切開し、**神経を圧迫しているヘルニア部分を摘出する方法です。**

椎間板自体を取り除いて、脊椎《せきつい》を金属で固定する方法もありますが、いずれにしても神経・血管・筋肉などを損傷させたり、感染症にかかったりするリスクを伴う手術です。

切開をせず、患部に針を刺してレーザーをあてる手術法もあります。

内容を簡単にいうと、髄核をレーザーで焼くことにより、椎間板内部に空洞を作って、神経の圧迫を減らすというものです。近年では日帰り手術も可能ということで、話題になりつつあるようです。

しかし、やはり感染症の可能性はゼロではなく、レーザーの出力ミスなどで事故も起こっています。

また、髄核が風船のようにふくらんでいれば圧をうまく抜けるようですが、そこまで椎間板ヘルニアが進行していない場合、セオリーどおりに手術をしても効果が得られないこともあります。

また、これはすべての手術に共通することですが、担当医には高い技術と知識が要求され、いわゆる腕の善し悪しがかなり大きなポイントになります。

そのため、「手術を受けたのに痛みやしびれが残っている」と口にする患者さんは、枚挙にいとまがないのが実情です。

実際に、前ページでお話しした、神経を圧迫しているヘルニア部分を摘出する手術方式（除圧式）を受けても、症状に変化がなかったという話をよく聞きます。椎間板を取り除いて脊椎を金属固定する手術方式（固定術）を受けたけれども、再手術を受けることになったという人もいます。

さらに、**術後は痛みが治まっていても、椎間板ヘルニアの根本原因である悪い姿勢や生活習慣を続けていれば、再発するのは目にみえています。**

つまり、**手術は絶対的なものではないということです。**ですから、手術を受けるか否かの判断は、くれぐれも慎重になさってください。

私の考えをいうと、椎間板ヘルニアで手術を検討するケースは、仕事の都合などで「どうしてもズラせないタイムリミット」がある場合、または、排尿排便障害が起こっているほど重度の場合ぐらいだと思います。

薬や注射に頼っても根本的な解決にはならない

椎間板ヘルニアを発症した後の排尿障害は、手術を考慮する材料になります。

その理由は、束状になっている脊髄の中央部分に排尿をつかさどる部分があり、排尿障害が出るということはヘルニアがそこまで圧迫を強めていて、最終段階といえるほど重度な段階に進んでいる可能性があるからです。
ただし、ここまで症状が悪化している人は、腰や首に関連したトラブル全体の1%ほどしかいません。

つまり、ほとんどの人たちは、腰や首周りの関節に起こった異常を矯正したり、不調につながる生活習慣を改めたりするなど、**適切なセルフケアを3カ月から半年ほど続けてみて、それでもまったく改善しないときに初めて、手術を検討すればいいと思います。**

当院に来られる患者さんの中にも、整形外科や病院で手術をすすめられ、「踏ん切りがつかない」と相談してくる人がたくさんいらっしゃいます。
そうした人たちには、まさに今お話ししたようなアドバイスをしています。その結果、**手術を回避でき、痛みの解消に成功した人たちが多数いらっしゃるのです。**

手術のほか、整形外科や病院でよく行われる治療法としては、鎮痛消炎薬や湿布薬、神経ブロック注射（痛みの原因となっている部位に局所麻酔薬を打つ治療法）などがあります。読者の皆さんの中にも、経験した人は多いでしょう。

ただ、このような薬や注射はすべて**「時間限定で症状を軽減するだけの対症療法」**にすぎないことを忘れずにいてください。

あまりにも痛みやしびれがひどければ、それらの薬・注射の治療を受けてもかまいませんが、**その場しのぎの対処法に甘えてばかりいると、関節の異常がひたひたと進行し、より強い症状がいつ現れても不思議ではないからです。**

そう考えると、やはり手術や薬、注射などに頼らず、関節の構造・状態を正常に戻すケアを継続するのがおすすめです。

その方法こそが、椎間板ヘルニアを根本的解決に導くものだと思います。

腰の〝土台〟と〝柱〟に相当する関節のコンビネーションが悪化

さて、本章のここまでの内容は、腰のヘルニア・首のヘルニアにおおよそ共通した話をしてきました。

ここからは、腰の椎間板ヘルニアによる不調を完治させるため、腰のヘルニアにいっそう話を絞った説明をしていきましょう（首のヘルニアについては、第4章でご説明します）。

腰には、

①骨盤中央の仙骨と左右の腸骨《ちょうこつ》の境目にある「**仙腸関節**《せんちょうかんせつ》」（24ページ左の図を参照）

②背骨の後ろ側（背中側）の腰部分を構成している、5つの腰椎どうしの間にある

「椎間関節」（25ページの図を参照）

という、2つの関節があります。

私たち人間の腰は、これら2つの関節がうまく連携することで、正常に機能しています。

ところが、**前かがみで長時間座るような習慣があると、これらの関節のコンビネーションが悪くなっていきます。**

いずれの関節もしなやかな動きをできなくなり、体の荷重や外部からの衝撃を、クッションのように和らげられなくなるのです。

腰の構造を〝建物〟に例えるなら、骨盤にある仙腸関節は〝土台〟に相当し、その上にある腰椎（椎間関節）は〝柱〟にあたります。ですから、**建物の基本的な構造が崩壊するようなものです。**

そうなると、腰周りの筋肉や椎間板にしわ寄せがいき、てきめんに疲弊していきます。20～21ページのセルフチェックなら**【危険度1】**の段階です。

再び、前かがみで長時間座る習慣がある場合を例に挙げると、

●腰から背中にかけてある筋肉「脊柱起立筋《せきちゅうきりつきん》」が引っ張られて緊張し続ける

⬅

●脊柱起立筋が付着している仙骨の位置がズレる

⬅

●骨盤が倒れた状態にもなり、仙腸関節はカギをかけたように固まってしまう

⬅

●脊柱起立筋など腰周りの筋肉がいっそう疲弊し、腰の筋肉痛（筋・筋膜性腰痛）が現れる

という悪循環が生まれるのです。

そうした状態を放置していると、**腰周りの筋肉・腱・靱帯までもが硬くなり、血液や神経の流れも悪くなり、さらには腰椎までもが危機的な状況に陥ります。**

腰椎の前側（おなか側）がつぶれたり、椎間板内部の髄核も押しつぶされたりして、椎間板がグラグラと大きな角度で動くほど不安定になり、従来以上の痛み・張り・こり・重だるさを頻繁に感じるようになります。

こうした状態は、セルフチェックでは**【危険度２】**のレベルに相当します。一般には「椎間板症」と呼ばれていますが、「椎間板ヘルニア」の初期ともとらえられます。

さらに、それでも適切なケアをせず、よくない習慣を改めずにいると、腰の状態の悪化はセルフチェックの**【危険度３】**の段階に突入します。

すなわち、**押しつぶされた髄核が椎間板の外にはみ出し、神経を強く圧迫するようになるのです。**そのため、つらい症状は腰だけでなく、お尻や脚にまで及びます。これはもう、完全に椎間板ヘルニアといえる状態で、痛みやしびれを抱え、かなり進行していることもじゅうぶんに考えられます。

ちなみに、前段階の【危険度2】の状態でも、押しつぶされた髄核の一部が外に出ることはありますが、「まだ引っ込むことができるレベル」です。この**【危険度3】の段階では、「引っ込むことが難しいレベル」になっていると考えられます。**

あまり知られていませんが、椎間板からはみ出たヘルニアには、「出たり引っ込んだりする性質」があります（詳細は92ページ参照）。その特徴が現れやすいか否かの差があるわけです。

その差が生まれる要因には、椎間板が受けてきたプレッシャーの量、椎間板に含まれる水分量の減少などが関係していると思われますが、正確なことはまだよくわかっていません。

しかし、各危険度で現れる症状のすべてのもととなっている、**仙腸関節や腰椎、腰周りの筋肉などのトラブルを解決することはできます。**ヘルニアを引っ込めることを促すこともできます。

それが、第1章でご紹介しているストレッチなのです。

「マッサージが効かない」「しびれが現れた」人こそストレッチを！

前項では、痛みやしびれが現れるパターンをご説明しました。

すでに23ページでも説明しましたが、【危険度1】の段階で体に起こっている異常は、たいていは筋肉痛レベルの話です。しかし、【危険度2】【危険度3】の段階では、**問題が筋肉のレベルを超えて、骨・関節にまで及んでいます。**

ズバリいうと、世間でよくみられるマッサージで解消できる痛みは、筋肉痛の状態のときのみです。

「マッサージが効かなくなった」「マッサージを何度受けても痛みがすぐに現れる」と感じたら、本書にあるような適切なセルフケア＝**骨・関節の異常にアプロー**

チして矯正するストレッチを行わない限り、痛みは消えません。

この点を理解せずにいると、「マッサージが効かない⬇もみ込む力を強くする」ということを繰り返し、かえって筋肉の損傷を招くばかりか、そうした筋肉の奥にある関節異常をさらに悪化させるケースも起こりえます。

ですから、筋肉だけではなく関節異常のほうにも目を向けて、本書にあるような適切なセルフケアを実践してください。

もう1つ、注意していただきたいことがあります。

「しびれが現れた」と気づいたら、関節の異常がかなり進行していて、〝待ったなし〟の状況にいると認識することです。

いわゆる腰痛（筋・筋膜性腰痛）という腰の筋肉痛の段階で、しびれが現れることはあまりありません。

しかし、椎間板症や椎間板ヘルニアになると、痛みは大幅に強くなり、かなりの確率でしびれが出現します。**それでもなにもせず放置していると、椎間板ヘルニア以上にやっかいな、脊柱管狭窄症《せきちゅうかんきょうさくしょう》などの関節疾患に移行してしまいます。**

つまり、関節トラブルの進行を食い止めるうえで、ここが非常に重要なポイントになるということです。

ただ、このような症状の出現パターンを経ず、ある時点から急激に痛みやしびれを感じることもあります。

それは、交通事故に遭ったり、極端に高いところから飛び下りたりしたときに椎間板ヘルニアになり、ひどい痛みやしびれに襲われるケースです。

とはいえ、そうした「外傷性ヘルニア」はごくわずかで、大多数の椎間板ヘルニアでは、よくない姿勢や動作の積み重ねが、痛み・しびれの根本原因です。

そのため、**痛みやしびれを元から断つには、悪い姿勢・動作などが蓄積された末の関節異常を正常に戻すことが不可欠なのです。**

なお、ここまでに記してきた腰痛の種類＝**「筋・筋膜性腰痛」「椎間板症」「椎間板ヘルニア」**を、私は**「前かがみになると痛むタイプ」**の腰痛と呼んでいます。それらの発症メカニズムは説明してきましたから、このタイプ分類に納得していただけると思います。

そして、このタイプの腰痛をさらに放置していると、次は**「後ろに反ると痛むタイプ」**の腰痛に移行していきます。

「前かがみになると痛むタイプ」では腰椎の前側（おなか側）がつぶれていたのに対し、こちらのタイプでは腰椎の後ろ側（背中側）までつぶれるようになります。

そのため、ここまで進行してしまうと、**２つのタイプの原因・症状・特徴などがミックスした状態になり、痛みやしびれが複雑化する可能性が高くなります。**

そうした意味でも、後ろに反ると痛むタイプに進行する前、つまり椎間板ヘルニアの段階で、腰のトラブルを断ち切っておくことをおすすめします。

第3章

なぜ、簡単ストレッチで痛みやしびれが消えるのか

〝ひっかかり〟を起こしやすい腰の関節を真っ先にケア！

ここからは、30〜48ページでご紹介してきたストレッチが、腰の椎間板《ついかんばん》ヘルニアによる痛み・しびれに対して「どのようなメカニズムで効くのか」という点を詳しく解説していきます。

まずは、【基本のストレッチ】の中でも最初に実践していただきたい、**「仙腸関節《せんちょうかんせつ》ストレッチ」**（30ページ参照）です。

私たちの腰が正常に機能するためには、腰周りにある「仙腸関節」と、5つの腰椎《ようつい》どうしの間にある「椎間関節《ついかんかんせつ》」がともにしっかり動き、連携していることが大切です。この点は、すでにお話ししましたね。

そして、そのうちの仙腸関節は、非常に不具合が生じやすいだけに、このストレッチで真っ先にケアすべき関節ということになります。

そもそも仙腸関節は、正常な状態のときでも前後左右にわずか数ミリだけ動く関節です。そのわずかな可動域（動く範囲）があることで、**体の荷重・外部からの衝撃などの負荷を和らげるクッション機能の〝主役〟を果たしています。**

しかし、その可動域が非常に狭いだけに、〝ひっかかり〟を起こしやすい関節なのです。

72ページでもお話ししましたが、例えば前かがみの姿勢などを取り続けると、背中の「脊柱起立筋《せきちゅうきりつきん》」が引っ張られて緊張し続け、その筋肉とつながっている仙《せん》骨《こつ》の位置がズレて、骨盤が倒れた状態になります。すると、仙腸関節はまるでカギをロックしたかのように固まってしまうこともあるのです。

実は現在、**およそ8割もの日本人に、仙腸関節の不調があるとされています。**私のこれまでの経験では、腰の痛みを抱えている人のほぼ全員に仙腸関節の機能不全がみられるほどです。

腰に不調があるのなら、とにかく仙腸関節にケアを施す必要があるのです。

このストレッチを行うと、テニスボールからの適度な刺激によって、固まっていた仙腸関節がゆるみ、可動域が広がり、スムーズに動くようになります。

また、こうして仙腸関節の機能が正常化すると、**腰椎・椎間板・腰周りの筋肉などに押し寄せていた負荷がかなり軽減され、神経が圧迫されていた場合はその度合いも緩和されます。**

同様に、血管が圧迫されていた場合も、その度合いが緩和されます。

その結果、痛みやしびれはグッとよくなっていくのです。

正反対の動きを組み合わせて最大の効果発揮

同じく【基本のストレッチ】の中にある「**おっとせい体操**」（32ページ参照）は、主に腰椎にプラスの効果をもたらします。

背骨全体で本来描いているS字状カーブのうち、腰の部分を構成する腰椎では、5つの腰椎の縦の並びが少しだけ反ったカーブ（前弯《ぜんわん》）になっています（24ページ右の図参照）。

そして、背骨全体としての形はもちろん、**こうした腰椎のカーブの形も、荷重や負荷を緩和する役目を果たしています。**

ところが、やはり前かがみになりがちな習慣があると、そのカーブが失われて〝ほぼ直線状〟になってしまうのです。

さらにひどくなれば、まったく正反対のカーブ＝前傾姿勢そのままの〝前方へ向かったカーブ〟に近づいてしまいます。

こうなると、仙腸関節の場合と同じように、**腰周りのさまざまな組織に余計な負荷をかけることになり、腰痛悪化の要因になります。**

そこでうってつけなのが、おっとせい体操です。

この体操には、前かがみの姿勢で前方にカーブしがちな腰椎を、後ろに引き戻す矯正効果があります。前に傾きがちな体のバランス（重心）を後方に引き戻す効果もあります。

すると、**腰椎の前方にばかりかかっていたプレッシャーがうまく分散されるようになり、椎間板内部から髄核《ずいかく》がはみ出るリスクを軽減できるわけです。**

さらにいうと、ズレていた仙骨の位置を矯正する作用もあるので、腰椎と仙腸関節の連動性を高めることにもつながっています。

そして、おっとせい体操とセットでぜひ行っていただきたいのが、【基本のストレッチ】の残る1つ＝**「ねこ体操」**（34ページ参照）です。

セットで行いたい主な理由は、腰痛と深く関わる「脊柱起立筋の活性化」という狙いがあるからです。

筋肉を柔軟で健康的な状態にしたい場合、収縮と弛緩の刺激をバランスよく与える必要があります。

つまり、おっとせい体操をしたときに脊柱起立筋を収縮させているので、ねこ体操では「正反対の動きによって少し伸ばして弛緩させたい」という意図があるわけです。

ただし、椎間板ヘルニアにとって前傾姿勢は〝天敵〟ですから、**「おっとせい体操で反らす」⬇「ねこ体操で丸める」⬇「おっとせい体操で反らす」**という順で行い、最大の効果を得られるようにメニューを組んでいます。

ちなみに、**【基本のストレッチ】を毎日継続しただけで、腰痛がきれいに消えるケースもよくみられます。**それほど効率的かつ効果的なものをそろえています。

また、【基本のストレッチ】は、腰痛の予防にもきわめて有用です。腰痛が一度消えた後も、再発防止のために継続して行うことをおすすめします。

脊柱起立筋をリフレッシュ＆活性化！

危険度1でプラスして行う「**脊柱起立筋ストレッチ**」（36ページ参照）は、脊柱起立筋をいっそうリフレッシュさせるストレッチです。

危険度1の段階では、いわゆる腰の筋肉痛を起こしている可能性が高く、脊柱起立筋が硬直・疲弊していることが多いので、このように伸ばしてひねることによってリフレッシュさせるのです。

前項でご説明した、おっとせい体操・ねこ体操でも脊柱起立筋への作用が含まれていましたが、それらは「上体を前後に動かす⬇脊柱起立筋の収縮と弛緩」を生み出すというアプローチ方法でした。

そこで、この脊柱起立筋ストレッチをプラスして行うと、さらに「ひねり」の動きが加わることになり、脊柱起立筋のリフレッシュ&活性化の効果はいっそう高まるということです。

脊柱起立筋は、背骨を挟むように左右の位置で、首から腰まで伸びています。

36ページの写真のように**腕を上げながら上体をひねると、その脊柱起立筋の「痛い側」の筋肉全体にまんべんなく刺激が行きわたります。**

また、ひざを床につけた状態でひねるので、お尻全体を気持ちよく伸ばすことにもなり、腰痛持ちの人が硬くなりがちなお尻の筋肉（大殿筋《だいでんきん》、中殿筋《ちゅうでんきん》など）をほぐすことにもなります。

そして、これらのプラスの作用により、腰周りの筋肉や関節などの動きが改善し、腰からお尻にかけての痛みも軽減していくのです。

なお、腰のヘルニアを抱えている人は、前かがみになる動き・体勢を取りがちなので、このストレッチの動き方は〝苦手な動きと体勢〟に相当します。しかし、それこそが今お話ししたように、プラスの作用をもたらします。

日常生活を送る中でも、このストレッチの動き方のように、**「痛む側は後方へ」「痛まない側は前方へ」**という意識を持っておけば、同様の効果を得られます。

腰椎のさらに上の部分の背骨にも最適ケアができるストレッチ

危険度2でプラスして行う**「胸腰《きょうよう》椎《つい》ストレッチ」**（38ページ参照）と**「肩《けん》甲《こう》骨《こつ》ストレッチ」**（40ページ参照）は、ともに椎間板ヘルニアの人が陥りやすい**前かがみの悪い姿勢を矯正して、背骨全体を整えつつ柔軟性を回復させるストレッチです。**

ただし、テニスボールをあてる位置が異なる点には理由がありますので、ご説明しましょう。

まず、胸腰椎ストレッチでテニスボールをあてているのは、正式には「胸腰椎移行部」という名称の部位です。

ここは、5つある腰椎の中でいちばん上に位置する腰椎（第1腰椎）と、そのすぐ上に位置する胸椎《きょうつい》の最下部（第12胸椎）が接続しているところです。

そして、この胸腰椎移行部にアプローチすることに大きな意味があるのです。

83ページでご説明した【基本のストレッチ】の「おっとせい体操」は、5つの腰椎で本来描いている前弯のカーブが〝ほぼ直線状〟になったり、前方にカーブしたりしている状態を矯正するものでした。

ただし、前かがみの悪い姿勢によるダメージがさらに蓄積されていると、悪影響は腰椎にとどまらず、背骨の中ですぐ上にある胸椎にも及びます。

そして、腰から背中が全体的に〝ほぼ直線状〟の「フラットバック」（平背）になったり、本来とは逆に前方へカーブした形になったりして、この部分にも本来は加わるはずのないプレッシャーが押し寄せ、腰痛の悪化を後押しするのです。

特に、**デスクワークや勉強、車の運転を日常的に長時間している人では、この胸腰椎移行部から体が前方へ曲がり、前かがみの悪い姿勢になっているかたがよくみられます。**

美容師・保育士・看護師・調理師など、前傾姿勢になることが多い立ち仕事に就いているかたも要注意です。

一方、「肩甲骨ストレッチ」のほうは、12個ある胸椎のやや上部の位置にテニスボールをあてています。

ですから、背骨の椎骨《ついこつ》のつながりの中では、「胸腰椎移行部のさらに上のところ」に相当し、「首の部分にある7つの頸椎《けいつい》のすぐ下」ともいえる位置になります。

そして、この部分からも、背骨が前方へ倒れ込むような形（スウェイバック）になりやすいため、テニスボールを使って矯正作用を届けたいのです。

肩甲骨の高さから背骨が前方へ曲がりやすいのは、スマートフォンやパソコンを操作する時間が長い人です。

なお、詳細は第4章で触れますが、この肩甲骨ストレッチでテニスボールをあてている位置は〝頸椎に近いところの胸椎〟であるため、首のヘルニアの原因になる**「ストレートネック」「こり固まった胸椎」を矯正するうえでも大いに役立つものになっています。**

いずれにしても、20ページのセルフチェックで【危険度2】に該当したかたは、【基本のストレッチ】に加え、これら2つのストレッチを実践しておけば万全の対策を取れるといえるでしょう。

はみ出したヘルニアが自然に引っ込んでいくメカニズム

あまり知られていないようですが、椎間板からはみ出たヘルニアは引っ込めることができます。その点で有効なのが、椎間板ヘルニアの状態がかなり進行した危険度3でプラスして行う**「腰椎《ようつい》回旋《かいせん》ストレッチ」**（42ページ参照）です。

その有益なメカニズムを知っていただくため、順を追ってご説明しましょう。

通常、髄核が外にはみ出る方向は、ほぼすべての椎間板ヘルニアにおいて**「左斜め後方」か「右斜め後方」のどちらか一方です**。左右中央の部分が真後ろの方向にはみ出した例は、私のこれまでの経験でも数例しかみたことがありません。

左斜め後方にはみ出す場合と、右斜め後方にはみ出す場合があるのは、「**前かがみになったときに、左右のどちら側により多くの荷重がかかっているか**」によると考えられます。

つまり、普段から「左斜め前方」に体の荷重をかけやすい人では、椎間板にも左斜め前方へのプレッシャーがいつもかかり、そのせいで髄核が左斜め後方に飛び出しやすくなります。反対に、「右斜め前方」に体の荷重をかけやすい人では、右斜め後方に髄核が飛び出しやすいということです。

しかも、このようにアンバランスな荷重をかける癖を何年も続けていると、腰椎自体がねじれる事態もよく起こります。

例えば、左斜め前方に体の荷重をかける癖があると、「腰椎の左斜め前方の部分」が左右中央の位置にくるぐらい、不自然にねじれた状態になるわけです。

すると、**髄核はいっそう押し出されやすくなり、神経を盛んに刺激することから、よりやっかいな椎間板ヘルニアの状態に陥ることになります。**

では、このようなヘルニアを自然に引っ込めるように促すには、どうしたらいいのでしょうか。

その答えを2つ、「左斜め後方に髄核が飛び出したケース」を例にお話しします。

まずは、1つめの答えです。

先ほどお話ししたように、左斜め後方に髄核が飛び出したということは、いつも体の左斜め前方に荷重をかけやすいということです。

そこで、**「左斜め前方とは正反対の方向＝右斜め後方」に、普段からなるべく重心がかかるような意識を持つようにするのです。**

こうすると、椎間板の左斜め前方にかかっていた負荷が大幅に緩和され、はみ出たヘルニア部分が少しずつ引っ込んでいきます。当然、神経を刺激する度合いも下がり、痛みやしびれが消えていくことになります。

2つめの答えもご説明します。

それは、**不自然にねじれた腰椎を回旋させ、本来の左右均等で真っ直ぐな状態に戻すことです。**

この方法をとっても、やはり左斜め前方にかかっていた負荷をうまく逃がすことで、左斜め後方に突き出たヘルニア部分を引っ込めることができます。

そして、まさにこうしたメカニズムでヘルニアを引っ込ませ、痛みやしびれの解消につながるのが、「腰椎回旋ストレッチ」なのです。

ヘルニアが多発する箇所に2大作用をもたらす!

「腰椎回旋ストレッチ」には、2つの大きな作用が兼備されています。1つは「**腰椎を正常な方向へ回旋させる作用**」、もう1つは「**腰椎の椎骨と椎骨の間を広げる作用**」です。

❶腰椎を正常な方向へ回旋させる作用

前項でご説明したとおり、椎間板内部から髄核が左右どちらかに押し出された場合は、その押し出されている側の斜め前方に、多くのプレッシャーがかかることが原因になっています。

これは、腰椎に対して「痛む側が前（おなか方向）へ」「痛まない側が後ろ（背中方向）へ」と回転する力が加わっているようなものです（98ページの図❶）。

そこで、このストレッチでは、腰椎を正反対の方向へ回旋させ、腰の状態を矯正します。

つまり、痛むほうとは反対側にある腰椎の横突起にボールをひっかけ、体重を乗せることによって、強制的に**「痛む側を後ろ（背中方向）へ」「痛まない側を前（おなか方向）へ」**もっていくわけです（98ページの図❷）。

そうすれば、不自然にねじれていた腰椎が、正常な状態に戻りやすくなります。

そして、**痛む側の斜め前方に余裕ができ、そのポイントばかりにかかっていた荷重が分散されます**（98ページの図❸）。

すると、髄核が押し出されにくくなり、同時に引っ込みやすくもなるのです。

❷腰椎の椎骨と椎骨の間を広げる作用

テニスボールがあたっている場所をさらに細かく説明すると、第4腰椎と第5腰椎の間に相当します。

テニスボールの大きさがあるため、その第4腰椎の横突起と、第5腰椎の横突起の間にボールをはめ込んでいることになります。

こうした状態で体重がかかるのですから、当然ながら第4腰椎と第5腰椎の間のスペースが広がることになります。つまり、**その位置にある椎間板にかかるプレッシャーを減らし、神経の圧迫も和らげることができるのです。**

[腰椎が正常な状態に戻るしくみ]

❶左斜め後方にヘルニアがあると……

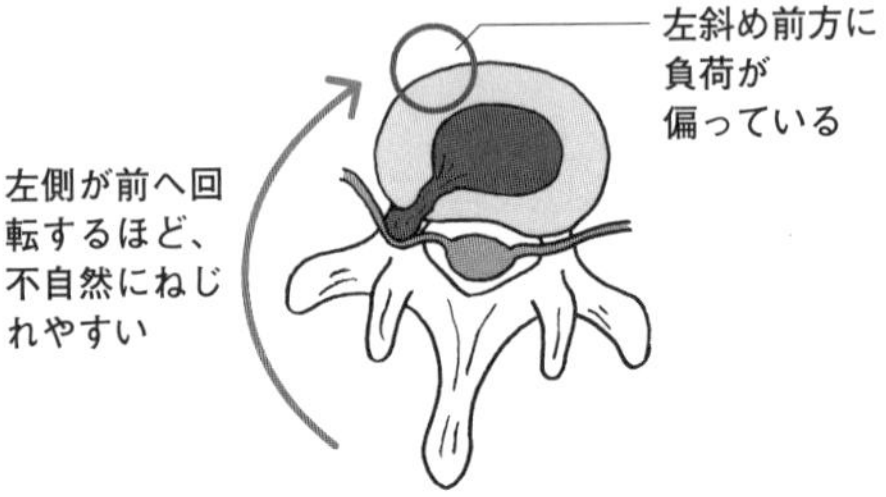
左斜め前方に
負荷が
偏っている
左側が前へ回
転するほど、
不自然にねじ
れやすい

❷「腰椎旋回ストレッチ」をすると……

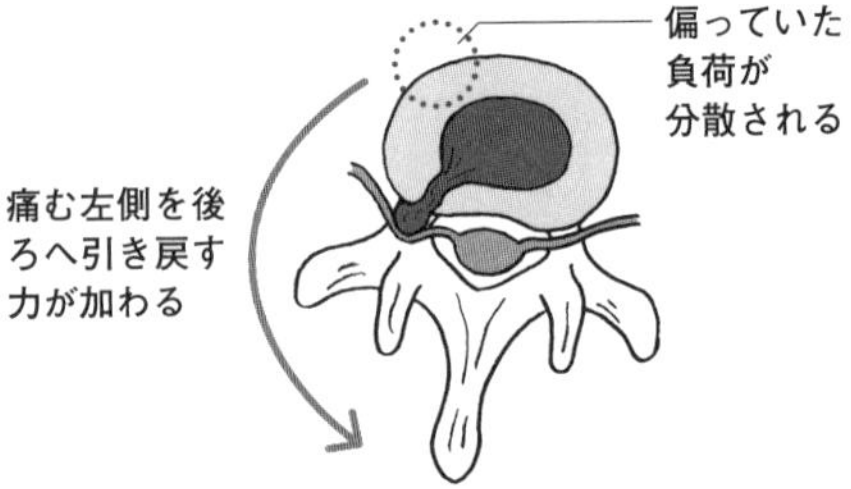
偏っていた
負荷が
分散される
痛む左側を後
ろへ引き戻す
力が加わる

❸正常な状態に戻りやすくなる！

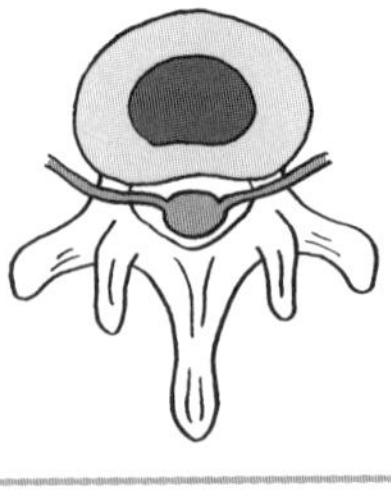

ちなみに、テニスボールを第4腰椎と第5腰椎の間にセットすることにも理由があります。

腰の椎間板ヘルニアでは、腰椎のこの部分の構造から崩壊していくことが最も多く、腰痛はもちろん、お尻や脚のしびれ・違和感の原因になっているからです。

お尻にある3つの神経への締め付けを同時に解放

お尻や脚にまで広がった痛み・しびれ・重だるさの解消に即効性のあるものが、**「お尻神経ほぐし」**（44ページ参照）です。

このストレッチを行えば、3個のテニスボールから伝わる適度な刺激によって、**「上殿皮神経《じょうでんひしんけい》」「中殿皮神経《ちゅうでんひしんけい》」「坐骨神経《ざこつしんけい》」という3種類の神経を圧迫から解放する**

ことができます。

それは、3個のボールのあたる位置をご説明すれば、納得していただけるはずです。102ページにあるイラストをみてください。

三角形の頂点になるボールの位置は、腸骨《ちょうこつ》の上端の縁から下方向に伸びる上殿皮神経のある場所に相当します。

上殿皮神経は、インナーマッスルである**中殿筋や小殿筋《しょうでんきん》の過剰な収縮・緊張・硬化によって、神経が腸骨との間に挟まれて締め付けられます。**

そこで、この上殿皮神経への締め付けを解消すべく、この神経がある位置にテニスボールの適度な刺激を与えているのです。

また、お尻の穴に近いところのボールの位置は、仙骨から腸骨に向かって伸びる中殿皮神経のある場所に相当します。

こちらは、**仙骨と腸骨をつなぐ靱帯《じんたい》の硬化**や、仙骨から太ももの骨（大腿骨）の最上部（大転子）につながっているインナーマッスル＝**梨状筋《りじょうきん》の硬化などで、同**

様に締め付けが起こります。

しかし、このエリアにテニスボールからの刺激が伝われば、硬化している靭帯や梨状筋がほぐれ、神経は圧迫から解放されます。

最後の1つ、体の側面に近いところのボールの位置は、人体で最大の直径と長さを備えた坐骨神経の〝通り道〟にあたります。

坐骨神経は、この付近ではやはり**梨状筋の硬化によって締め付けられやすい神経です。**ここでも、テニスボールからの刺激で締め付けを解消する作用が働くのです。

もちろん、お尻のいちばん表面で広い範囲にある大殿筋も、3個のテニスボールによる刺激でほぐすことができます。

なお、中殿皮神経と坐骨神経の内容を読んで、「テニスボールの位置は違うのに、梨状筋がなぜ2回も出てくるのか」と疑問に感じたかたがいるかもしれませんが、その内容が間違っているわけではありません。

　先ほどもお話ししたように、梨状筋とは、仙骨と大腿骨の大転子の間でつながっている筋肉です。

　ですから、お尻の穴に近いほう＝中殿皮神経のある場所に相当するボールの位置は「梨状筋の起始部（始まる部分）」にあたり、体の側面に近いほう＝坐骨神経の〝通り道〟に相当するボールの位置は「梨状筋の停止部（終わりの部分）」になるということなのです。


［「お尻神経ほぐし」が作用する３つの神経］

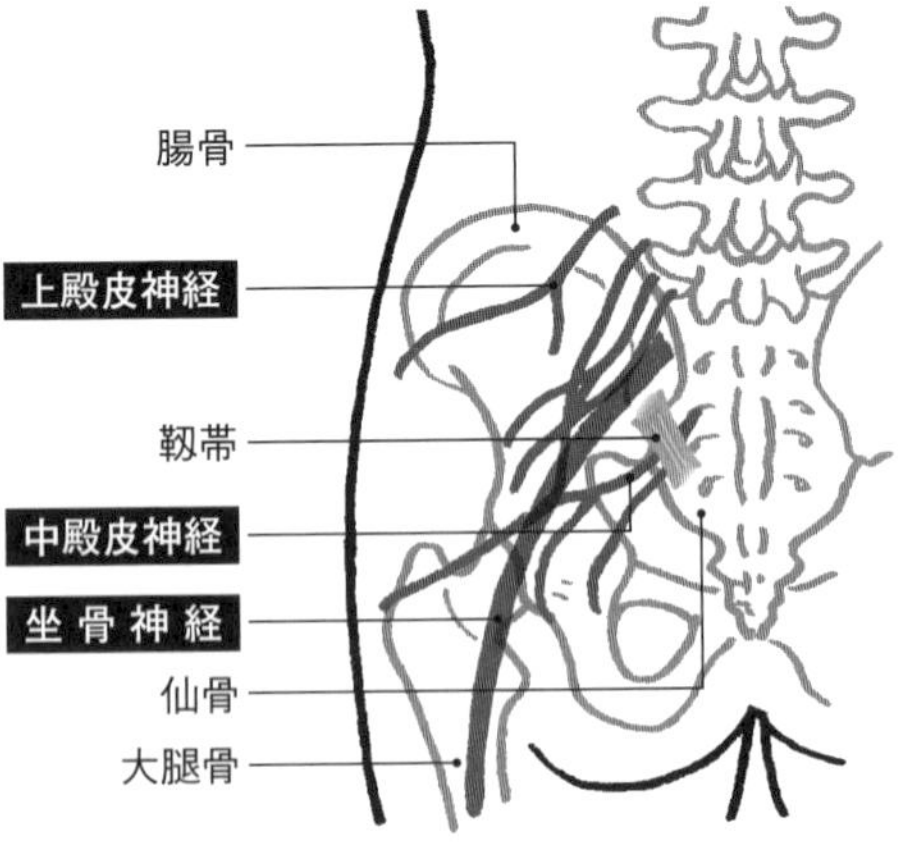

お尻神経ほぐしを行うと、こうして神経の流れがグッとよくなり、筋肉がほぐれることで血流も改善するメカニズムが働くため、**お尻から脚にかけての痛み・しびれ・重だるさ・違和感の解消に大いに役立つのです。**

意外と気づかない筋肉硬直も、ほぐして万全！

前項の内容の中で、インナーマッスルである中殿筋や小殿筋という筋肉が登場しました。そしてそれは、これらの筋肉の過剰な収縮・緊張・硬化によって、上殿皮神経が締め付けられるというものでした。

「お尻神経ほぐし」では、上殿皮神経を中心に考え、その位置にボールをあてることで締め付けから解放し、痛み・しびれの解消を導くアプローチをしています。

ただ、中殿筋や小殿筋という筋肉の観点でみると、その位置は〝筋肉の端っこ＝起始部のみ〟ととらえることができます。

その点、**「お尻筋肉ほぐし」**（46ページ参照）は、中殿筋や小殿筋の〝ほぼ真ん中〟にあたり、収縮・緊張・硬化した状態をほぐす刺激を与えられます。

また、「痛む側」の腰周辺にある関節は、これまでに適切なケアをしていなければ、それぞれの関節自体も、関節どうしの連携も悪くなっていきます。

すると、その関節の機能低下を補うために筋肉が過剰に働いたり、余計な負荷が押し寄せたりします。**特にお尻の横にある中殿筋が硬くなり、その硬直が痛み・しびれの原因になっているケースがよくみられます。**

ですから、このお尻筋肉ほぐしを実際にやってみると、「お尻の側面はこんなにもこっていたのか」と初めて気づく人が少なくないと思います。

なかには、予想以上の刺激に驚くかたもいらっしゃるかもしれません。しかし、その**「イタ気持ちよさ」こそが、「状態改善のためになること」をしている証拠です。**きちんとほぐせば、お尻や脚に広がった不調の解消につながります。

ちなみに、中殿筋は股関節痛の発生・進行とも関係が深い筋肉です。そのため、テニスボールを使って適切にほぐすと、股関節の機能アップや、筋肉レベルでの股関節痛の改善・解消にも奏功します。

動けないほどの激痛・しびれを緩和する！

ここまでご紹介したストレッチをする余裕もないほど、激しい痛みやしびれに襲われたときは、**「プチおっとせい体操」**と**「脚L字ストレッチ」**（48ページ参照）を行ってください。

動けないほどの激しい痛みといえば、椎間板ヘルニアのかたが経験しやすい**「ぎっくり腰」**についても触れなければいけません。ぎっくり腰は、正式名称が「急性腰痛」とされていて、「筋肉の異常による腰痛（筋・筋膜性腰痛）の一種」「たまたま起こったアクシデントのようなもの」と考えている人がかなりいるようです。

しかしそれは、とんでもない思い違いです。

一度でも起こったら「椎間板ヘルニアの黄色信号」、何回か繰り返しているなら「すでに赤信号」がともっていると考えてください。

二度三度と繰り返しているなら、異常はすでに筋肉レベルを超えて骨・関節に及び、椎間板ヘルニアの状態になっている可能性はかなり高いと思われます。

そのため、普段の〝痛みが気にならないとき〟に、ここまでご説明してきたストレッチをぜひ実践してください。


では、まさに動けないほどの激しい痛みが現れたときにはどうするか――。

痛みを緩和する策はいくつかありますが、例えば**起床時に「ウッ！」と動けないときにも実践できるのが、プチおっとせい体操です。**

これは、その名のとおり、32ページにある「おっとせい体操」の簡易版です。

●プチおっとせい体操のやり方

①うつ伏せの体勢で、バスタオルや枕などを胸の下に置き、体の力を抜いて体を預けることによって、上体を軽く反らす

②その体勢を10分間ほどキープする（楽に感じられれば、30分ほど行っても可）

通常版より少し劣るものの、**それでも腰椎や脊柱起立筋の状態・動きを改善する効果があり、椎間板にかかる圧も下げられるので、痛みの緩和を促します。**

通常版のおっとせい体操を行うのが難しいかたは、こちらを日常的に実践し、慣れてきたら通常版を行うようにするといった活用をしてもいいでしょう。

一方、腰の痛みよりも、**お尻・脚にかけてのしびれ・重だるさ・違和感がいつも以上に気になってしかたがないときは、脚L字ストレッチを実践してください。**

こちらも、朝起きたときの布団の中でも行えて、やり方は簡単です。

●脚L字ストレッチのやり方

①仰向けの体勢で、しびれがあるほうのひざを外側へ90度曲げる
②下半身の力を抜きながら、その体勢を1～3分間キープする

ひざを90度曲げるのが困難なら、曲げられる範囲で行えばＯＫです。
これだけで、脚の知覚・運動に関係する神経を圧迫しがちな「お尻や太ももの筋肉の硬直」をゆるめることができ、神経の流れがスムーズになります。

なお、強い痛みやしびれを抑える方法としては、おふろで温まるのも有効です。
こちらについては、第6章でご説明しましょう。

第4章

「首のヘルニア」の痛み&しびれも自分で治せる！

「うつむき」や「前かがみ」が首のトラブルを生み出す

本書のテーマである椎間板《ついかんばん》ヘルニアは、「腰」だけでなく「首」にも起こります。そこで、この第4章では首のヘルニアについてお話しします。

最初に、重要なことをお伝えしましょう。

首の椎間板ヘルニアはもちろん、首周りのこり・張り・痛みなどのトラブルのほとんどは、「ストレートネック」から始まります。

ストレートネックとは、その名のとおり、本来はゆるやかにカーブ（前弯《ぜんわん》）を描いているはずの頸椎《けいつい》の並びが、真っ直ぐになってしまった状態です。

そもそも、背骨を構成している小さな骨（椎骨《ついこつ》）の連なりの中で、首の部分は7つの椎骨（頸椎）から構成されています（24ページ右の図を参照）。

そして、背骨全体の構造としてはS字状カーブを描いているのですが、首の部分をピンポイントでみると、縦に7つ連なった頸椎が少しだけ反ったゆるやかな前弯のカーブを描いています。

このカーブがあることで、体重の約10％もある頭の荷重を分散させるクッション機能が働き、背骨の真上に首や頭の位置を保つことができています。

腰の腰椎《ようつい》の並びが本来描いている前弯カーブと、似たようなメカニズムが働いているということです。

ところが、首を前方へ突き出したり、うつむいたり、前かがみになったりする姿勢をよく取っていると、頸椎に過剰な負荷がかかります。

例えば、頭が前方へ2センチ出るだけで、直立姿勢の場合に比べて2倍の負荷が頸椎にかかります。**60キロの体重の人ならば、約12キロもの負担です。**

さらに、頭が前方に4センチ出ると、頸椎にかかる負荷は5倍にも跳ね上がります。同じく体重が60キロの人なら、約30キロもの負担になるのです。

こうした負荷に対し、体はまず、首から肩にかけてある複数の筋肉（肩甲《けんこう》挙筋《きょきん》・僧帽筋《そうぼうきん》など）の力で対抗しようとします（下の図を参照）。

ただし、**悪い姿勢が習慣になってい**

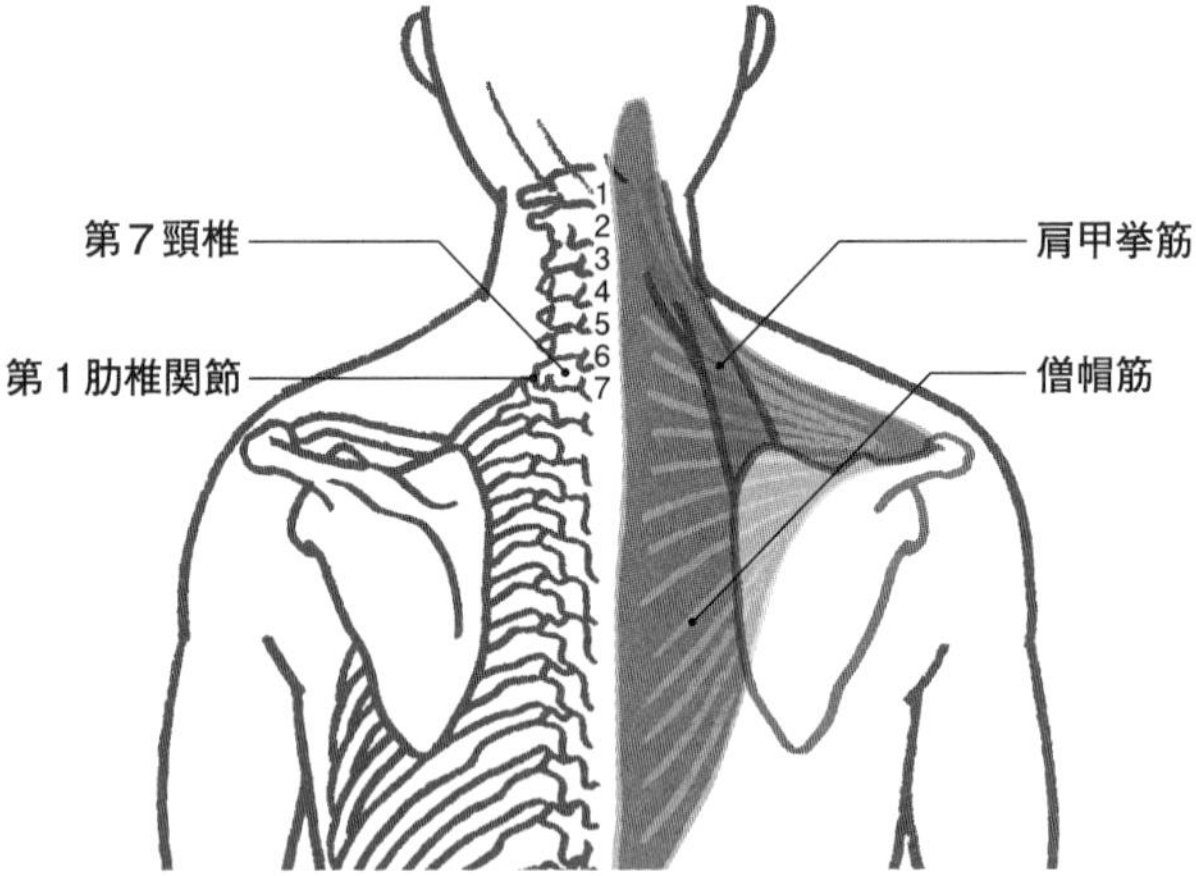

れば、ほぼ休みなく働いた筋肉は緊張しっぱなしになり、硬直して疲労も蓄積していきます。

その結果として現れるのが、首や肩のこり・張り・痛みです。

わかりやすくいえば「首・肩周りの筋肉痛」ということになります。

しかし、それでもまだ適切なケアをせずにいると、問題は筋肉のレベルを超え、「ストレートネック」という頸椎の異常を生み出すのです。

ストレートネックの発生が首のヘルニアにつながっている

スマートフォン・パソコン・ゲームなどの長時間使用をはじめ、首を前方へ突き出したり、うつむいたり、前かがみになったりする姿勢を取りやすい現代人では、ストレートネックの人が急増しています。

実際、当院の患者さんや、街中の人たちの首の状態などから推察すると、私は「現在の日本人の約9割にストレートネックの兆候がある」とみています。


こうしてストレートネックになると、頸椎のクッション機能は大幅に低下し、それをカバーしようと、首周りへの筋肉への負担はいっそう増大します。

ですから当然、首や肩のこり・張り・痛みは悪化します。

すでに**頸椎に異常をきたしているのですから、筋肉に対するマッサージで対処しようとしても、不快な症状は再びすぐに現れるようになります。**


そして、腰の場合と同様、問題が筋肉レベルを超えた段階に達しているので、「マッサージが効かなくなった」と感じているうちに、頸椎はどんどん本来の姿を失い、いっそう前傾していくうえに固まってきて、動きが悪くなります。

ひとことでいうと、**「頸椎症」という疾患の段階で、頸椎どうしの間にある椎間**

板への負荷も増大し、椎間板内部の髄核《ずいかく》がつぶれ始めます。

また、椎間板が圧迫されることで、骨棘《こつきょく》というトゲ状の出っ張りができ、それが神経に触れることで痛みやしびれを感じることもあります。

加えて、頸椎の機能が大幅に低下したことによるダメージが、さらに広い範囲の骨・関節・筋肉などにも波及してしまいます。


こうした状態も放置していると、つぶれた髄核が椎間板の外にはみ出し、神経を強く圧迫するようになります。

それが、まさに首の椎間板ヘルニアの状態です。

椎間板ヘルニアの段階になれば、首周りの痛みはいっそう強くなり、かなりの確率で腕や手にも痛みやしびれが及ぶようになります。

つい先ほどお話ししたように、前段階の頸椎症でも痛み・しびれが現れることはありますが、椎間板ヘルニアにまで進行すると、つらさがかなりレベルアップすると考えていただければいいでしょう。

もっと状態が進行してしまうと、**「腕や手の運動機能障害が現れる」「食べ物を飲み込みづらくなったり、声を出しづらくなったりする」「しびれなどの知覚機能障害が脚にまで及ぶ」**といった症状が現れる可能性があります。

専門的には、**「頸髄症《けいずいしょう》」**と呼ばれる段階です。

私は別に、皆さんを脅したいわけではありません。

とにかく、「首のトラブルがストレートネックから始まり、放置していれば、首のトラブル・不調はどんどん深刻になっていく」と知っていただきたいのです。

そして、特に椎間板ヘルニアまで状態が進行しているなら、すぐにでも適切なケアをしておくべきということなのです。

そこで、118ページから、2つのセルフケアをご紹介します。

ぜひ実践してください。

［ 正常な状態 ］

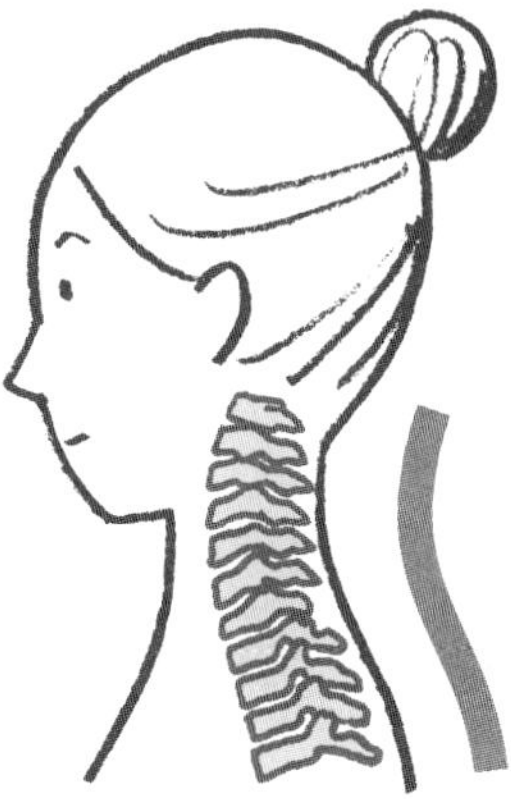

［ ストレートネック ］

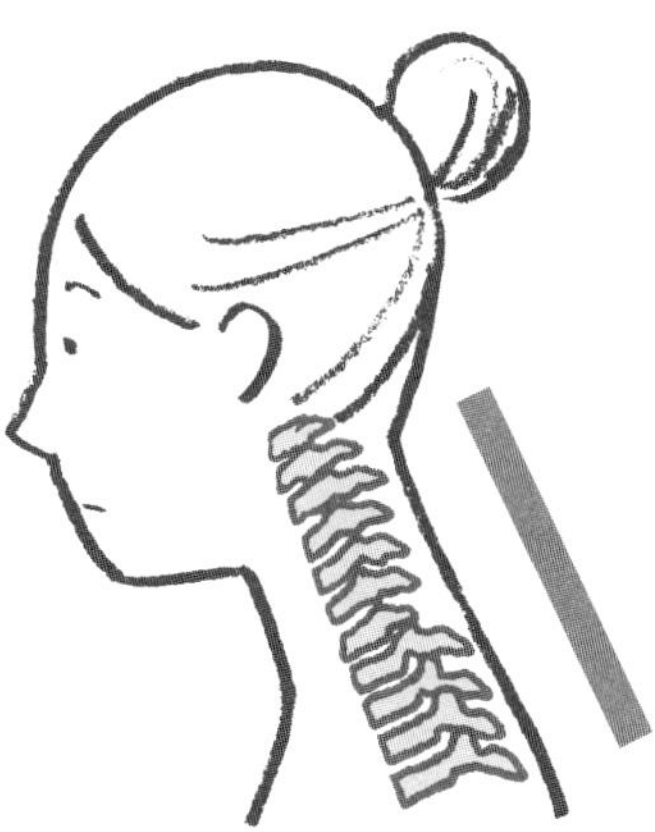

首の
ヘルニア
対策に
1

あご押し

「ストレートネック」の影響で前方へ出てきてしまった頸椎に、本来のカーブを回復させるストレッチ。頸椎や椎間板にかかる負荷を減らせます。

1

頭〜首を前方へ突き出す

イスに深く座り、背もたれに背中をつける。あごに片方の手の親指と人差し指をあてて、体の位置は動かさずに、頭だけをなるべく前方に出す。

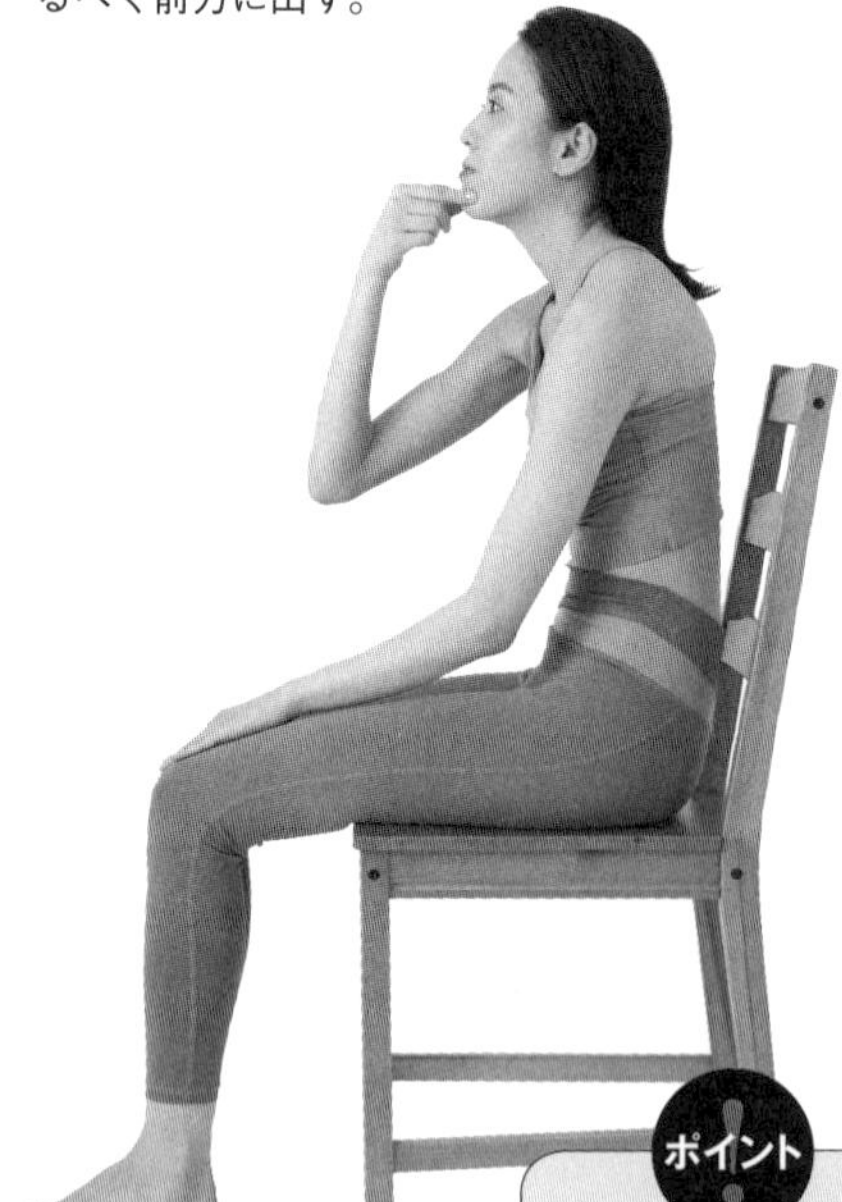

ポイント

頭をあえて前方に出すのは、ストレートネックの「悪い姿勢」を確認するため。

2

あごをグッと押し込む

あごに添えた２本の指を水平にスライドさせるように、グッと後方に押し込む。**1**と**2**を１セットとして、２～３回繰り返す。１日に何セット行ってもOK。「**1**➡**2**」の動きをしながら、首から頭の正しい位置を意識するようにすると効果的。

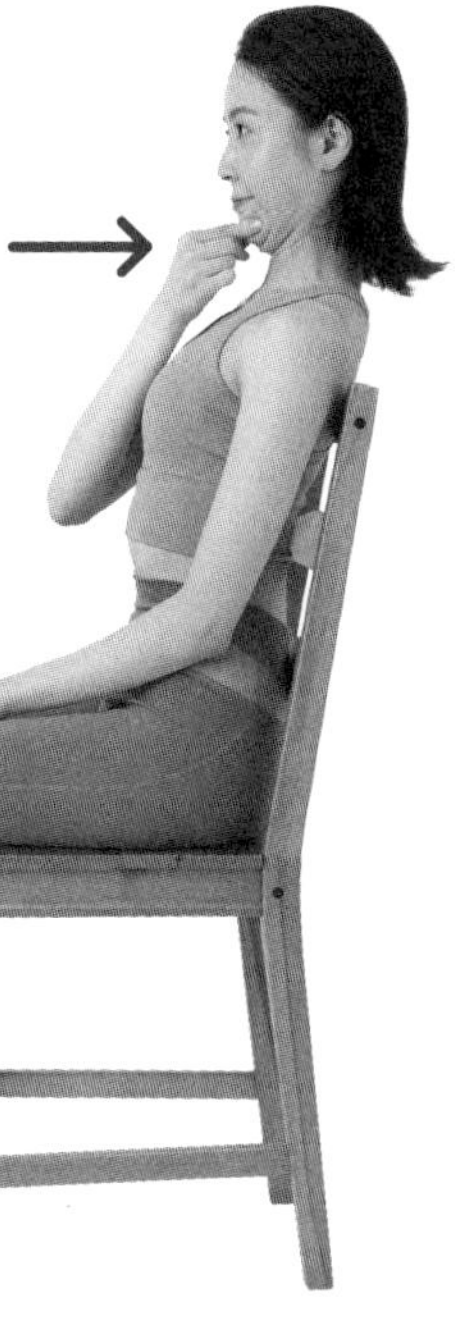

首の
ヘルニア
対策に
2

胸張りストレッチ

頸椎の下に続く胸椎《きょうつい》までケアできるので、
重度のストレートネック対策になります。
背骨全体の矯正効果もあるので、
普段の姿勢改善にもつながります。

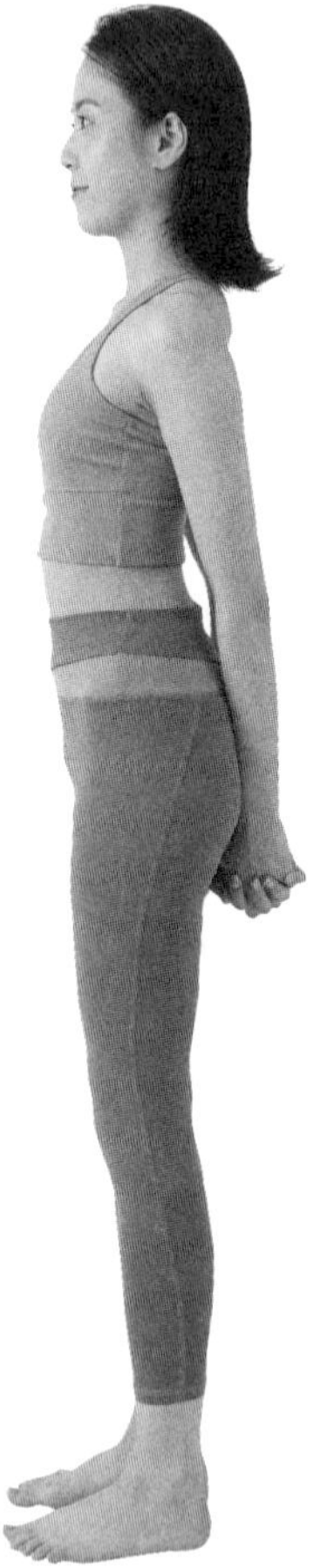

1

体の後ろ側で手を組む

肩幅程度に両脚を開いて立ち、両腕を体の後ろ側（背中側）に回して、両手を組む。

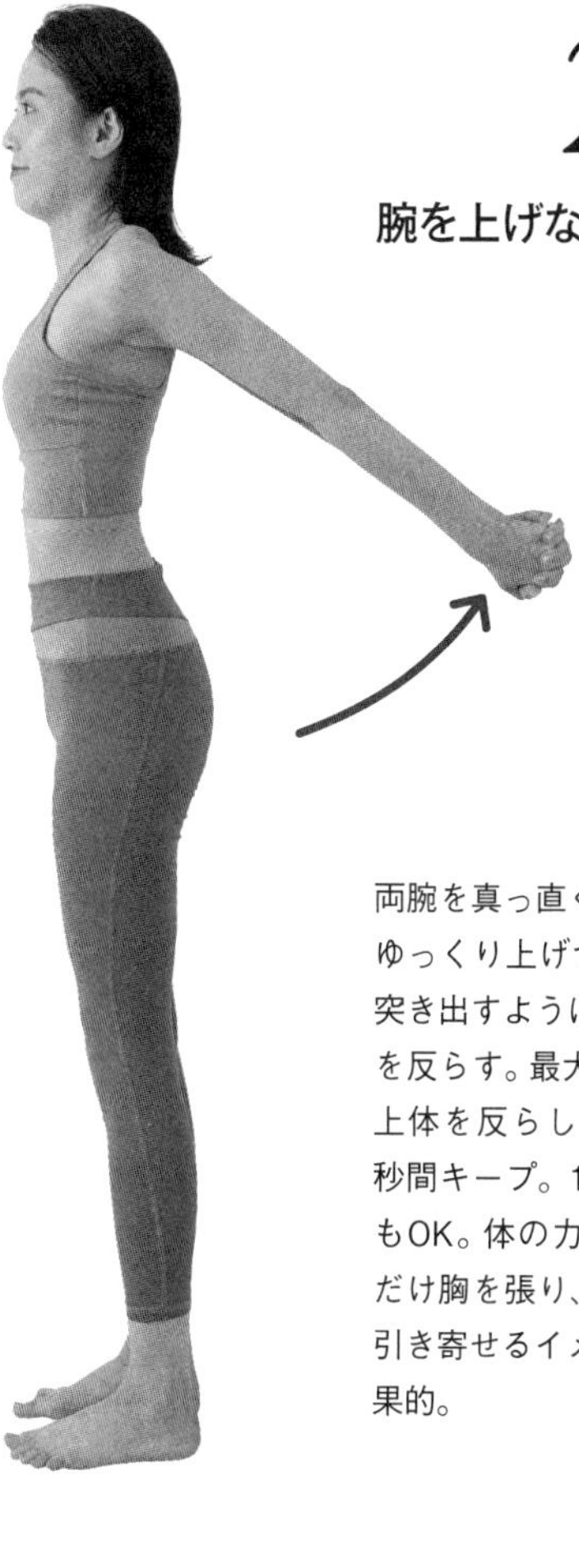

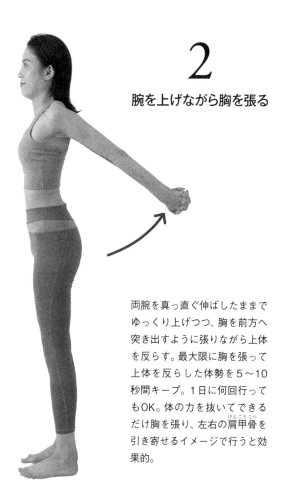

2

腕を上げながら胸を張る

両腕を真っ直ぐ伸ばしたままでゆっくり上げつつ、胸を前方へ突き出すように張りながら上体を反らす。最大限に胸を張って上体を反らした体勢を5～10秒間キープ。1日に何回行ってもOK。体の力を抜いてできるだけ胸を張り、左右の肩甲骨《けんこうこつ》を引き寄せるイメージで行うと効果的。

複数の優れた効果を兼ね備える「あご押し」

一般的にストレートネックは、左記の経過をたどります。

●頸椎の下のほう（第5～第7頸椎）から前方に向けて直線的な構造になる

⬅

●さらに上のほう（後頭骨と第1～第3頸椎）も直線的な構造になっていく

⬅

●最終的に頸椎全体のカーブが失われていく

「あご押し」（118ページ参照）は、こうした**ストレートネックの形成を防ぐための最善策です。**

あご押しによって首をグッと押し込むと、頸椎の下のほうに「後方へシフトする力」が伝わります。

これを何度も繰り返しているうちに、第5～第7頸椎は徐々に後ろへ押し戻され、**頸椎全体に本来のカーブが戻ってきて、動きも改善します。**

念のためにいっておくと、頸椎の第1頸椎と第2頸椎の間には、椎間板が存在しません。ですから当然、ここに椎間板ヘルニアを発症することはありません。

首の椎間板ヘルニアの大多数は、第5～第7頸椎の間で起こります。

そこにダイレクトな作用を与えて、**頸椎どうしの間にある椎間板への負荷を減らせるということです。**

また、ストレートネックによって頸椎の下のほうに過度の負荷がかかり続け、関節のスペースが狭まった状態を放置していると、首周りの神経や血管を圧迫することにもなります。

これは、腕から手へと伸びる神経・血管の〝大もと部分〟を締め付けることになり、**腕から手にかけてのしびれ・疲れ・重だるさ・違和感などの原因になります。**

その意味で、この範囲にかかった負荷をあご押しで解放することは、これらの症状の解消にもつながるのです。

これほど優れた効果を兼ね備えたストレッチなので、首から肩にかけての不調を感じたときはもちろん、デスクワークや勉強の合間、電車の移動中などに、こまめに実践することをおすすめします。

私自身も、施術の合間や、車を運転中に赤信号で停止したときなどのスキマ時間を使って積極的に行っています。

〝崩れた骨格構造〟を効率的に矯正するストレッチ

ストレートネックを放置していた場合、さらに先の話もあります。

ストレートネックで頭と首が前に突き出た状態をケアせずにいると、**「首から前方に曲がる」だけではとどまらず、「胸から前方に曲がる」ようになります。**

なぜなら、頸椎のすぐ下に直接続いている胸椎（背骨の中で胸の部分を構成している椎骨／24ページ右の図参照）の並びに、〝しわ寄せ〟が及ぶためです。

その状態は、白鳥の首の形によく似ていることから**「スワンネック」**と呼ばれています。

こうなると、ストレートネックとスワンネックによる「前方に向けた大きなカーブ」の頂点は肩甲骨の位置になり、縦に12個連なっている胸椎にも**本来加わるはずのないプレッシャーが押し寄せ、悪い姿勢はどんどん進行していきます。**

椎間板ヘルニアによる痛みやしびれが強くなるのは、いわずもがなです。

さらに、首元にある関節（第1肋椎《ろくつい》関節・胸鎖《きょうさ》関節など）も詰まった形になり、動きが悪くなる傾向があります。

その結果、胸部全体で〝大きなカゴ〟のような形をした骨格＝胸郭《きょうかく》の構造がねじれ、ヘルニアによる痛みに加えて、**圧迫されるような息苦しさや飲み込みづらさ、原因不明の胸の痛み・食欲不振・逆流性食道炎・肋間《ろっかん》神経痛まで引き起こすことも少なくないのです。**

このような首から胸にかけての〝**崩れた骨格構造**〟**を効率的に矯正できるのが、「胸張りストレッチ」**（１２０ページ参照）です。

このストレッチを行うと、胸椎を本来の状態に戻す力が加わり、姿勢が矯正されて、胸椎の可動域を回復できます。もちろん、胸椎どうしの間にある椎間板への負荷を減らせるので、首のヘルニアからくる痛み・しびれの軽減に有効です。

さらに、上半身全体をくまなく反らすことになるので、それまで詰まった形になっていた首元の関節をはじめ、胸から肩にかけての複数の関節に余裕ができます。そのため、胸郭の構造も正常化され、息苦しさや飲み込みづらさなど、前述したさまざまな症状も楽になっていくわけです。

第5章

腰・首のヘルニアを自力で見事克服した症例集

2年間安静にしてもよくならなかった痛み・しびれが3カ月で見事解消！

女性・30代・主婦

この女性は、整形外科で腰椎椎間板《ようついついかんばん》ヘルニアと診断され、医師から「安静にして様子をみましょう。それでよくならなければ手術です」といわれていました。

そして2年もの間、優しい旦那さんに家事のすべてを任せ、家の中でほとんど動かず安静にしていました。しかし、それでも腰の状態はよくならず、困り果てて当院を訪れたということでした。

症状をうかがうと、**腰の痛みはもちろん、脚のしびれもあり、「うまく歩けなくなってきた気がする」とのこと**。そこで私は、「過度の安静はかえって腰痛を悪化させかねない」「むしろ症状が強まっているので、安静を続けてもよくならない可能性が高い」と伝えました。

そして同時に、腰の椎間板ヘルニアを治すためのメカニズムをお伝えし、**「仙腸《せんちょう》関節《かんせつ》ストレッチ」**（30ページ参照）や**「おっとせい体操」**（32ページ参照）、**「ねこ体操」**（34ページ参照）などを実践するようにアドバイスしたのです。

また、痛みがひどいときには痛み止めの薬を飲んでもかまわないので、家の近所を少しずつ歩いて、外の空気を吸ってもらうようにもしました。

もともと、医師の言葉を2年間も守ってきたまじめな人なので、腰痛を自力で治すスタンスに切り替えてからも、毎日きちんとセルフケアを実践したそうです。

実をいうと、この女性は、当院から100キロ以上離れた場所に住んでいます。そのため、新幹線で2回目の来院をされたのは3カ月後。すると、**その3カ月の間に、腰の痛み、脚のしびれともに、すっかり解消されていたのです。**

お会いしたときの表情は、初診時とは別人のような笑顔にあふれていました。

なお、痛みとしびれが治まった後も、彼女は先述した3種類の【基本のストレッチ】とウォーキングを継続しています。おかげで、再発はまったくない状態です。

不要な手術をされた苦悩を克服し、強い痛みとしびれを自力で消すことに成功

男性・60代・自営業

この男性は、整形外科で脊柱管狭窄症《せきちゅうかんきょうさくしょう》（77ページ参照）と診断され、医師からすすめられたとおりに手術を受けていました。ところが、この男性は、**「手術を受けても痛みが治まらない」と訴えていました。**

そこで、以前の生活スタイルや症状を詳しくうかがうと、「仕事で3〜4時間座っていると、とにかく痛い。強いしびれも出てくる」と、椎間板ヘルニアの代表的な症状ばかりを話されたのです。おそらく、整形外科での検査画像では、脊柱管狭窄症と椎間板ヘルニアの両方の所見が確認されたのでしょう。そうした場合、脊柱管狭窄症のほうが〝重い病気〟であるため、治療が優先される傾向にあるようです。

つまり、この男性も、症状はヘルニアによるものばかりだったのに、**画像を重視**

された結果、受けなくてもいい脊柱管狭窄症の手術をしたことになります。

そのため私は、この男性のヘルニアに最適な施術を行い、ご自宅では**【基本のストレッチ】3種類**（30～35ページ参照）を実践してもらうようにしました。

すると、「おっとせい体操は特にやりづらいですね」とおっしゃいました。やはり、思ったとおりです。腰の椎間板ヘルニアを患っている人は、普段から前かがみの姿勢を取りがちで、体を反らすことは「苦手な動き」になるために「やりづらい」のです。ですから、まずは**「プチおっとせい体操」**（48ページ参照）から始めてもらい、体を反らす動きに慣れてから、通常のやり方をしてもらいました。

また、趣味だったジム通いは、中断してもらいました。ご本人は「腰痛改善にいい」と思い込み、腹筋運動や背筋運動を真剣にやっていたそうですが、**ハードな筋トレは腰痛悪化のリスクのほうが高いからです。**

こうした正しい対策をしたおかげで、最終的には約3カ月で椎間板ヘルニアによる痛みやしびれが治まり、不快な症状とようやく縁を切ることができたのです。

2カ月で腰痛がすっかり治まり、併発していた首の痛み・肩こりも消失！

女性・40代・自営業

この女性は、整形外科医院で、腰椎《ようつい》すべり症と診断されていました。腰椎すべり症とは、その名のとおりに腰椎が前方へすべる（ズレる）疾患です。

椎間板ヘルニアとは逆に、腰を反らす動作を繰り返した結果、その動作や姿勢が習慣になっている人に発症しやすく、痛みも感じることが一般的です。

にもかかわらず、目の前にいる女性は、明らかに前傾姿勢を取っています。そして、問診・検査をした結果、確かに腰の痛みはあるものの、それは腰椎すべり症によるものではなく、椎間板ヘルニアによるものと私は考えました。

医師の診断がレントゲン検査の画像だけでなされ、問診も簡単に済まされていると、こうした事態がよく起こります。**椎間板ヘルニアはレントゲン画像だけでは発**

見できない場合がある一方、腰椎のすべった状態は画像に鮮明に映るからです。

そして、この女性は、「体を反らすと痛みが増すはずですから、いつも丸めておいてくださいね」といわれていました。しかし、彼女の姿勢をきちんとみれば、むしろ反らすことを意識してもらうほうが重要です。そこで、85ページにあるとおり、セルフケアでは「**おっとせい体操➡ねこ体操➡おっとせい体操**」の順で行うことを守っていただきながら、**【基本のストレッチ】3種類**（30〜35ページ参照）を行い、普段の姿勢はできるだけ後ろ重心にしてもらいました。

すると、**約1カ月後から腰の痛みに変化が現れ、2カ月もすると、腰痛はすっかりよくなったのです。**

また、実はこの女性は、前傾姿勢が癖だったことでストレートネックになり、首の痛みも併発していました。腰と首のトラブルがリンクした典型例です。

そのため、「あご押し」（118ページ参照）など首への対策もしていただいた結果、腰がよくなったことも相乗効果として働き、首痛・肩こりも完治したのです。

セルフケアと施術を同時に行い、世界一のアスリートの腰痛も見事に治った

男性・20代・ボクサー

もし、筋トレが腰痛の解消・予防に役立つのなら、筋トレをしっかりしている一流アスリートは腰痛にならないことになります。さらにいえば、男性のほうが女性より筋肉量が多いのに腰痛になりやすいという事実に矛盾があります。

この男性は、世界チャンピオンのボクサー。当然、一般人よりもはるかに筋トレをしてきましたが、腰の椎間板ヘルニアになり、私が施術することになりました。

実際に、腹筋も背筋も見事に割れていて、じゅうぶんな筋肉量がありました。ただ、〝前傾姿勢になるスポーツの代表〟ともいえるボクシングを小学生のときから続けているだけあって、話しているときも前傾姿勢。さらに、**「仰向けで寝られない」「就寝中に痛みで目覚める」「お尻に違和感がある」「咳やくしゃみをするとズ**

キンと響く」など、腰の椎間板ヘルニアの典型的症状を次々と口にされたのです。

そして、腰周りを実際に触ると、仙腸関節も腰椎もガチガチに固まっている状態。また、脊柱起立筋《せきちゅうきりつきん》が仙骨《せんこつ》に付着する部分には、炎症が現れていました。

そこで、腰痛のメカニズムを理解していただき、専門的な施術を開始するとともに、日常生活では**「おっとせい体操」**（32ページ参照）などで腰を反らしたり、後方へ回旋《かいせん》させたりする動きをできるだけ取り入れてもらいました。

以降、彼が当院で施術を受けたのは2回。**普段の姿勢を改善しつつ、セルフケアを継続してもらっただけで腰痛は見事に解消しました。**そして、当初から心配していた次の試合でＴＫＯ勝ちを収めることができたのです。

筋トレには注意が必要です。特に腹筋運動は、腰のヘルニア持ちの人にとって得意な「前かがみになる動き」を繰り返すため、椎間板の神経圧迫を助長して痛みをひどくする危険があると覚えておいてください。それよりも、第1章にあるストレッチをしていただくほうが、痛みやしびれの解消・予防にはるかに効果的です。

ストレートネック・首痛・めまい・耳鳴りまで2カ月の間にすっかり消えた！

女性・30代・会社員

この女性は、会社で経理や事務を担当しています。日中はまったく外に出ず、座りっぱなし。しかも、書類やパソコンとにらめっこで、うつむきや前かがみの姿勢を取り続けています。そのため、**首痛や肩こりに長年悩まされ、数年前からはめまいや耳鳴り、頭痛にも襲われるようになっていました。**

首痛や肩こりについては職業病とあきらめていたそうですが、めまいはかなりつらく、何軒かの耳鼻科でみてもらったといいます。しかし、どこも診察結果は異常なし。「いわゆる原因不明の難治性めまいです」といわれたこともあったそうです。

その際、「ストレートネックですね」と指摘されたこともあったようで、当院に来られました。そのときには、新たに**手のしびれも感じ始めたところでした。**

この女性がストレートネックだったのは、間違いありませんでした。また、首の椎間板ヘルニアであることも明白でした。首のトラブルとめまいの両方があると、相当つらい思いをします。美容院でのシャンプーのとき、仰向けになるのが痛くてできない。布団の中で寝返りをしたら、気持ち悪くなってしまう――。この女性は、そんな状況に陥っていました。

しかし幸い、彼女は2カ月の間に、すべての症状を治すことができました。ご自宅で**「仙腸関節ストレッチ」**（30ページ参照）や**「肩甲骨《けんこうこつ》ストレッチ」**（40ページ参照）、**「あご押し」**（118ページ参照）などをコツコツと続けられた結果です。

また、首を強くもむ自己流マッサージをやめたことも、功を奏しました。

首周りの筋肉全体がこっているからといって、頸椎《けいつい》の異常を悪化させるような強いマッサージを安易にしないように注意しましょう。

こまめにセルフケアを継続したおかげで、首痛・手のしびれ・握力低下まで克服

男性・50代・歯科医師

歯科医師の仕事には、首のトラブルを招く要因がそろっています。

常に患者さんの右側に座り、首を必ず左斜め前に突き出すようにして、毎日治療をしています。さらに、診療時間が終わった後は、レセプト（診療報酬明細書）の入力、カルテなどの管理で、パソコンを長時間使う人も少なくありません。

この男性のケースがまさにそうで、そのために首の強い痛みが現れていました。

また、左手のしびれも抱えていたので、なんとか仕事をこなしていたそうです。

しかし、**しびれが出るまで進行した椎間板ヘルニアが、自然と治まることはありません。**ついには、左手の握力が低下してきたのです。

この男性は右利きなので、治療中の大事故にはつながりませんでした。それでも、

スムーズな治療ができないことは間違いありません。歯科医師が治療器具を落とす姿など、患者さんにはみせられません。こうして、当院に駆け込まれたのです。

歯科医師であるだけに、首の椎間板ヘルニアのメカニズムを理解していただいてからは、積極的にセルフケアを実践されていました。ご自宅では**「仙腸関節ストレッチ」**（30ページ参照）や**「おっとせい体操」**（32ページ参照）、**「肩甲骨ストレッチ」**（40ページ参照）を行ったほか、患者さんが入れ替わる時間などを利用し、**「あご押し」**（118ページ参照）や**「胸張りストレッチ」**（120ページ参照）をこまめに行っていただいたそうです。

このかたの場合、首に痛みがあり、しびれという知覚機能障害があり、握力低下という運動機能障害まであったので、状態は重度に相当していました。

それでも、**2〜3週間で首の痛みがスーッと消え、1カ月半ほどでしびれが治まり、3カ月が経過した頃には握力を回復できたのです。**首の異常から始まったトラブルの〝負の連鎖〟を、自力で克服した好例だと思います。

首がスーッと楽になり、うつ症状が消えて顎関節症も大幅改善！

女性・40代・主婦

「始まりは〝単なる首こり〟だったのに、とんでもない状況になってしまった」とおっしゃっていた女性です。私が話を聞いた時点では、**すでに手のしびれがあり、簡単な裁縫にも苦労するような知覚機能障害が現れていました。**

さらに、あごの噛み合わせも悪く、顎関節《がくかんせつ》からも痛みを感じていたのです。

顎関節の問題については、歯科医師から顎関節症との診断を受けたうえで、スプリント（マウスピースのような器具）を用いた治療や、咀嚼筋《そしゃくきん》のマッサージ指導を受けていました。しかし、改善しなかったといいます。

そのうえ、次第にうつ症状が現れ始めたそうです。そこで、今度は脳外科医にみてもらったものの、脳の異常はみつからず、処方された抗うつ薬も効いている感じがないため、すぐに服用をストップしたそうです。

こうして八方塞がりになりかけたとき、その脳外科医が〝確実な異常〟であるストレートネックを治そうとアドバイスをしたことで、私が首の痛みとストレートネックの解消にあたることになったわけです。

実は、それからの展開が劇的でした。私が施術したのは1回のみ。あとは、**「仙腸関節ストレッチ」**（30ページ参照）や**「おっとせい体操」**（32ページ参照）、**「肩甲骨ストレッチ」**（40ページ参照）、**「あご押し」**（118ページ参照）、**「胸張りストレッチ」**（120ページ参照）をご自宅で実践してもらったぐらいです。すると、**2カ月で首の痛みがよくなるのと並行して、うつ症状も改善したというのです。**

確かにその頃、私が彼女の首をみたところ、ストレートネックは大幅に改善され、頸椎には本来のカーブが戻っていました。うつ症状が治まった点も、先述の脳外科医が太鼓判を押してくれたそうです。その後、顎関節のほうにもいい影響が波及したようで、噛み合わせの違和感が徐々に軽減し、あごの痛みも引いたそうです。

ヘルニアより進んだ頸髄症の段階でも、首の激痛や手足のしびれがほぼ消失

女性・60代・画家

この女性の場合、首の椎間板ヘルニアのレベルをすでに超え、ロコモ（ロコモティブ・シンドローム＝運動器症候群）の一歩手前ともいえる「頸髄症《けいずいしょう》」に進行していました。頸髄症になると、腕や手の運動機能障害や、しびれなどの知覚機能障害はいっそう悪化し、しびれは上半身だけでなく、下半身にも及ぶようになります。ただ、彼女は頸髄症の中ではごく初期の段階で、手術の検討が必要なほど深刻な状態で現れる排尿障害はありませんでした。

それでも、前傾姿勢で絵画を長年描き続けてきたためでしょう。首から胸はスワンネック（頭と首が胸から前方に曲がった状態）になっており、**仰向けに寝ると首が床から浮き上がってしまうほど、頸椎は前方に向けて曲がり、ガチガチに固まっ**

ていました。

また、腕から手にかけてのしびれに加え、お尻から太ももにかけてのしびれもありました。

ちなみに、脚のしびれは、椎間板ヘルニアでは「首からきている場合」と「腰からきている場合」があります。そこで専門的には、いくつかのテストをしたうえで判断するのですが、皆さんも目安にできることがあります。

それはとてもシンプルで、**首を動かしたときに脚がしびれたり、しびれがひどくなったりしたら、「原因は首のほうにある」ということです。**

ちなみに、腕や手のしびれについても、さまざまな原因があります。これもある程度の目安があり、**首を後方に反らしながら、しびれがあるほうに頭を傾けた際、しびれが強まる場合は「原因は首の椎間板ヘルニアにある」と考えられます。**

この女性も、すべての痛みやしびれの原因は、首の椎間板ヘルニアにあり、そこからさらに頸髄症へと状態が進行していたわけです。

彼女には、当院への通院を1週間～10日に一度のペースで続けつつ、「**あご押し**」（118ページ参照）、「**胸張りストレッチ**」（120ページ参照）、「**肩甲骨ストレッチ**」（40ページ参照）をはじめ、最適な首のヘルニア対策をできるだけ実践してもらいました。

さらに、前かがみやうつむきの姿勢をこれ以上取らせないため、カラー（首のコルセット）や姿勢矯正下着も使ってもらうようにしました。

その結果、約3カ月後から、症状に変化が現れ始めました。そして半年が過ぎた頃には、首の激痛、手足のしびれが、ほとんど気にならないほど解消されたのです。もちろん、スワンネックによる悪い姿勢もよくなってきています。

頸髄症にまで進行した人が、ここまでよくなる確率は3～4割です。この女性がその中に入れたのは、頸髄症の初期であったことと、やはりセルフケアを継続したことが大きな要因になったと考えています。

第6章

痛み・しびれを消すために知っておくべき日常生活の知恵

体重の7割を後方にかける意識で立つ

腰や首のヘルニアを招く根本原因のほとんどは、日常生活中のよくない姿勢・動作などの積み重ねです。

腰や首への「悪い日常生活習慣」が関節を固まらせ、腰椎《ようつい》・胸椎《きょうつい》・頸椎《けいつい》などの椎骨《ついこつ》の並びに異常をもたらし、**椎間板《ついかんばん》からはみ出したヘルニアを作り、神経や血管を圧迫して痛み・しびれを生み出します。**

ですから、やっかいな痛み・しびれを元から断つには、腰や首に悪い日常生活習慣を見直す必要があります。

それと同時に、腰や首にとっての「いい日常生活習慣」を、できるだけ取り入れていただきたいと思います。

そうすれば、異常の起こっている関節に〝正しい癖〟をつけられ、本書でご紹介しているストレッチの効果も確実にアップします。あなた自身のセルフケアで、いっそうスムーズに椎間板ヘルニアを治せるはずです。

それでは早速、具体的な話を始めていきましょう。

まずは、最もたいせつな「姿勢」について、「立つとき」と「歩くとき」のポイントをお話しします。

椎間板ヘルニアの解消や再発防止のためには、**「体重の約7割を後ろにかけるようにして立つ姿勢」**が理想です。

こうした後方に重心をかけた姿勢がよい理由は、主に2つあります。

1つは、そもそも背骨が体のいちばん後ろ側にあり、後方に重心をかけることで背骨にバランスよく体重が乗ること。

もう1つは、椎間板ヘルニアの人がしがちな前かがみの姿勢を防げるということです。

実際に立っているときは、次の３つのポイントを押さえるようにすれば、理想の姿勢を自然と作れるようになるはずです。

❶あごを引く
❷両肩を開いて（後方にシフトして）胸を張る
❸腰を少し反らす

これまでに前かがみが習慣になっている人では、後方に重心をかけた姿勢を取った瞬間、少々きつく感じられるかもしれません。

しかし、コツをつかんで慣れてくると、「体が楽になった」と思うはずです。

さらに、こうした立ち姿勢が習慣化されると、背骨が本来のS字状カーブを取り戻していきます。そのため、「普段から後ろ寄りの姿勢を取るようにしただけで、腰の痛みがなくなった」というかたもいらっしゃるほどなのです。

腰痛解消のためには「量より質」の歩きを

一方、歩くときの姿勢でも、いくつか意識していただきたいことがあります。

それは、立ち姿勢と同じく、**「あごを引く」「左右の肩を後方にシフトしながら胸を張る」「腰を少し反らす」**というポイントに加えて、次の2点を意識することです。

❶腕を後ろに引くイメージでよく振る
❷後ろ脚を蹴り出すときにひざを伸ばす

❶については、特に痛み・しびれがある側の腕を後方へよく振るようにして歩くといいでしょう。

そもそも、胸を張りながら腕をよく振ると、背骨が自然と左右に回旋《かいせん》します。そのうえ、痛みやしびれがある側の腕を後方へよく振ると、「腰椎回旋ストレッチ」（42ページ参照）と同じような作用が、腰椎に適宜加わることになります。

また、❷の要領で歩くと、「第二の心臓」とも呼ばれるふくらはぎがポンプのように働き、全身の血流がアップします。ひざ関節の老化防止にも有効です。

ただし、歩くときの姿勢については、くれぐれも注意したいことがあります。

歩くことは前に進む動作であるため、人はどうしても前方に重心をかけがちです。速く歩こうとすると、その傾向はいっそう顕著になります。

ですから、ダイエットや健康増進のためならいざ知らず、**椎間板ヘルニアの解消や再発防止の観点では、歩くスピードに注意を払う必要はありません。**

歩く時間についても、たくさん歩けるのなら歩いたほうがいいのですが、「できるだけ歩く」という程度でもけっこうです。腰痛の人が歩くときは、スピードや時間よりも姿勢に気を配ってください。「量」よりも「質」を重視していきましょう。

イスに座ったときに“つい前かがみになる”を防ぐコツ

イスに座るときに重要なことは、背もたれやひじ掛けはなるべく使わず、上半身を自分の力で支えることです。

具体的には、骨盤が傾かないようにイスに深く座り、**上半身は「立つときの姿勢と同じ状態」**（148ページ❶❷❸参照）をキープします。**下半身は、ひざと股関節が直角に曲がった状態にするのが理想です**。そして、自分の力で体を支えられるようにします。

こうした姿勢を、ふかふかのソファなどで取ることはほぼ不可能です。

ソファに座ると体が沈み、骨盤は寝た状態になって、腰椎は前方に丸まった形になるからです。

そのうえ、**このような体勢を取ると、上半身の重みが腰椎に集中してしまいます。**椎間板ヘルニアの人にとって、よいことなど1つもないのです。

ですから、もしも座るイスを選べるなら、ソファや〝社長イス〟のような柔らかめのイスよりも、いわゆる〝平社員向けの硬めのイス〟を選択するほうが、腰のためになります。

また、低すぎるイスに座るときも、前かがみの姿勢になりやすく、腰に余計な負荷がかかってしまいます。そのため、低いイスを使わなければならないときは、座布団やカバンなどで座面の高さを調整し、**ひざと股関節の曲がる角度を90度に近づけるようにしましょう。**

どうしても疲れてきたときには、背もたれを使ってもかまいませんが、そのときはお尻を背もたれにつけるように深く座ってから、背もたれを使ってください。

浅く座ると、やはり骨盤が傾き、腰椎は丸まり、首が前方に突き出した格好になりがちです。しかし、**深く座れば、骨盤が立てられるので腰は反りやすくなり、首も後方に引くことができます。**

なお、ひざと股関節が90度に曲がった状態が理想ですから、背もたれのリクライニング機能は使わないようにします。

さらにいうと、ひじ掛けがあるイスの場合、左右どちらかのひじ掛けに寄り掛かるのもいただけません。どう使っても、左右アンバランスにねじる力が、腰椎に加わってしまうからです。

同じ意味で、電車の長イスに座るときも、端の席を選ぶと横に寄り掛かってしまいがちなので注意しましょう。

そして、どのようなイスに座っても、いくら理想的な姿勢で座っていたとしても、**30分～1時間ほど座り続けたら一度は立ち上がり、全身の関節や椎間板に休憩を与**

えるようにしてください。

床に座る際に痛み・しびれを軽減する秘訣

床やたたみに直接座るときは、正座をして、上半身はやはり「立つときの姿勢と同じ状態」（148ページ❶❷❸参照）を維持するようにします。

ただし、脚にしびれが出やすい人や、ひざ・足首などにも問題がある人は、きちんと正座をするのが難しいかもしれません。

そうした場合は、**「自分の腰痛に適した脚の崩し方」**をしたり、**「アヒル座り」**をしたりするのがおすすめです。

前者の「自分の腰痛に適した脚の崩し方」とは、**「痛む側とは反対に脚を崩した座り方」**です（左ページの写真を参照）。

こうすると、ひざ下にかかる荷重（体重）が軽減され、神経や血管の圧迫度合いが緩和します。また、腰の痛む側には、腰椎どうしの椎《つい》間《かん》関《かん》節《せつ》を広げる作用が働きますから、腰痛が現れにくい状態を作っていることになるわけです。

一方、後者の**「アヒル座り」**とは、正座の状態から両脚のひざ下を外側に広げ、お尻を床にペタンとつける座り方です。下半身をこのような状態にしながら、上半身は立つときと同じ角度にして座ります。

[自分の腰痛に適した脚の崩し方]

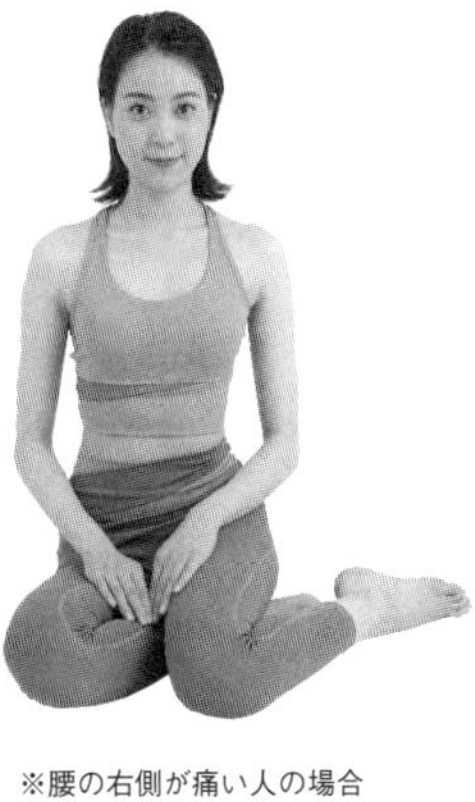

※腰の右側が痛い人の場合

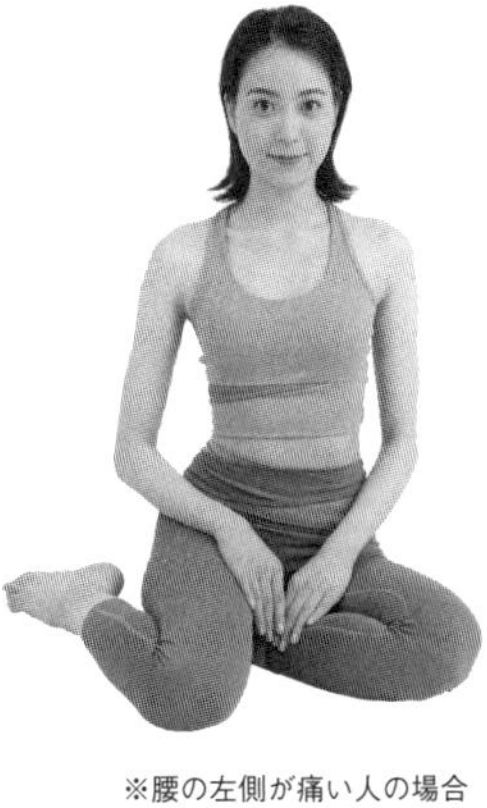

※腰の左側が痛い人の場合

こちらの場合は、ひざ下の荷重がほとんどなくなるので、神経や血管の圧迫を大幅に軽減できます。その結果、脚のしびれをかなり防ぐことができます。

もちろん、ヘルニアによる脚のしびれだけではなく、普段から正座をすると脚がしびれやすいという人にも、アヒル座りはうってつけの座り方です。

座り方で避けていただきたいのは「あぐら」です。あぐらでは、どうしても骨盤が傾き、腰や背中が大きく曲がり、椎間板に大きなプレッシャーがかかってしまいます。それは、55ページの図をみても明らかです。

睡眠中にできる！　腰・首への簡単セルフケア

夜に寝るときの姿勢は、背すじとひざを伸ばした仰向けがベストです。

ところが、重度の椎間板ヘルニアを患っている人の中には、こうした姿勢を取れない場合があります。その理由は、**仙腸関節がガチガチに固まっているためか、椎間板の圧が上がりすぎているからです。**

痛くてどうしても仰向けになれない日は、横向きになったり、ひざを曲げたりしてもいいでしょう。しかし、腰や首をはじめ、全身のあらゆる関節にとってよい姿勢は、あくまでも仰向けが基本です。「今日は平気かな」という日には、せめて眠りにつくまでの間だけでも、背すじとひざを伸ばした仰向けをなるべくキープするように意識しましょう。

もちろん、普通の人は眠っているうちに、寝返りなどで姿勢が変わりますが、それはいっこうにかまいません。なぜなら寝返りは、腰を含めた全身の関節や筋肉を使うという点で、歓迎すべきものだからです。

また、**寝るときの姿勢に影響する寝具については、少し硬めの敷き布団を使い、枕は外すか、低いものを使うようにしましょう。**

こうした睡眠環境を作り、背すじとひざを伸ばして仰向けで寝ていると、それだけで脊椎《せきつい》本来のS字状カーブを取り戻す効果があります。

特に、枕を外したり低いものを使ったりすることは、重要なことと覚えておいてください。**高い枕で寝ていると、首や肩の筋肉が緊張し、頸椎は強制的に前方へ押し出され続けるため、想像以上のダメージが加わります。**

そのため、前述したように枕の使い方を変更すると、驚くほど首や肩が楽になるケースがよくあるのです。

ただし、頸椎がストレートネックの状態でガチガチに固まっていたり、首の椎間板ヘルニアがかなり重度まで進行していたりすると、枕なしで仰向けに寝たとき、後頭部が敷き布団につかないケースもあります。

それでは、大きな不安を感じてしまい、眠りにつくことなどできないでしょう。

そうした場合には、最初から枕を完全に使わないのではなく、枕の高さを少しずつ低くしていくのがいいでしょう。

高さが違う枕をいくつも用意するのは大変なので、それを実践するには、タオルを何枚も重ねた「タオル枕」を自作するのがおすすめです。

●タオル枕の使い方

まず、タオルを複数枚用意し、それらを重ねて、現在使っている枕とほぼ同じ高さに調整します。そして、そのタオル枕で、とりあえずはひと晩眠ります。高さが同じ枕ですから、これなら違和感がないはずです。

その後、翌日からは1日につき1枚ずつタオルを抜いていき、タオル枕の高さを少しずつ低くしていきます。そして最終的には、タオルが1枚もない状態＝枕なしで寝られるようにしましょう。

枕を使わずに眠れるようになったら、顔の両脇に、肩幅程度のタオル枕を置くようにしてください。これは、**入眠後に左右へ寝返りを打ったときに、枕がないことで肩幅のぶんだけ首が曲がり、頸椎に負荷がかかるリスクを避けるためです。**

痛み・しびれを撃退する「おふろ活用法」

腰や首のトラブルを抱えている人は、できるだけ冷えを遠ざけ、全身を温めるのが基本です。**冷えれば冷えるほど、腰や首の関節から筋肉までが硬くなり、血液や神経の流れも悪化して、症状の悪化を招きます。**

ですから、エアコンや空調機からの風にもじゅうぶん注意してください。

一方、全身を温めるためにうまく利用したいのは、おふろです。

おふろで全身を温めることを習慣化すると、痛みやしびれはかなり軽減されます。**39度ぐらいの少しぬるめのお湯に、首まで浸かって全身を芯から温めましょう。**

ちなみに、健康によいイメージのある半身浴は、あまりおすすめできません。

お湯に浸かっていない首が冷えやすく、その冷えが脊柱起立筋《せきちゅうきりつきん》を伝わって腰にまで届きやすく、せっかくの痛みやしびれの解消効果が半減してしまうからです。

とはいえ、全身浴はのぼせやすいので、**浴槽のお湯に浸かっている時間は10分程度にします。**

また、不調を根本的に治すには、やはりストレッチを実践していただきたいのですが、おふろは痛みやしびれがひどいときの〝応急処置〟としても活用できます。

長めに20分ほど浸かっていると、かなり楽になるはずです。朝と晩の1日2回入浴してもOKです。ただ、その際はよりいっそう、のぼせに注意してください。

椎間板ヘルニアが痛みやしびれを引き起こす主な理由は、もちろん神経を圧迫することです。しかし、血流の悪化も、痛みやしびれに深く関係しています。

そもそも血流が悪いと、腰の関節にも首の関節にも、本来必要な酸素や栄養がじゅうぶんに供給されません。

そうした〝ガス欠状態〟に陥ると、**関節周囲の筋肉を構成する筋繊維《きんせんい》や、圧迫刺激を受けていた神経などから炎症物質（発痛物質）が放出されて、痛みやしびれを感じるという側面があるのです。**

しかも、血流が悪くなっているのですから、その炎症物質はうまく回収されず、滞留した状態になります。

つまり、痛みやしびれに敏感な体になり、ズキンと響くような痛みだけでなく、じわじわと重だるい痛みやしびれまで体が拾い上げるようようになるわけです。

そうならないためにも、バスタイムにちょっと工夫をこらして、腰や首の関節を優しくいたわってあげてください。

第7章

よくある疑問をすっきり解消！ヘルニア対策Q＆A

Q 「危険度ごとにプラスするストレッチ」は、自分が該当するもの以外も実践していい？

A **〝下の段階の危険度〟のストレッチなら、ぜひ行ってください**

20ページのセルフチェックの結果に沿っておすすめしているストレッチ（第1章参照）は、「痛みの原因」や「症状の現れている箇所」に対し、できるだけ簡単かつ的確に問題解消をできるように考えたものです。

ですから、まずは**「【基本のストレッチ】＋自分の危険度に該当するストレッチ」**を実践してみましょう。

ただ、本書でここまで説明してきたとおり、腰のトラブルはいくつかの段階を経ながら進行していきます。セルフチェックの結果にあてはめるなら、「危険度❶➡危険度❷➡危険度❸」の順で状態が悪化します。

ですから、例えば**危険度❸の人なら、すでに危険度❶と危険度❷の問題を体に抱**

えていることになります。そう考えると、ご自分の該当する危険度の〝下の段階〟に相当するストレッチは、ぜひ行っていただきたいところです。

つまり、危険度❷の人は【基本のストレッチ】＋危険度❶のストレッチ＋危険度❷のストレッチ」を、危険度❸の人は「【基本のストレッチ】＋危険度❶のストレッチ＋危険度❷のストレッチ＋危険度❸のストレッチ」を行えば、非常に理想的なセルフケアができるということです。

しかし、仕事や学校生活などの都合で「そこまでの時間はない」というかたも多いと思います。そこで、日常的には「【基本のストレッチ】＋自分の危険度に該当するストレッチ」を実践し、**時間の余裕があるときに、〝下の段階〟に相当するストレッチも行ってみてください。**

一方、〝上の段階〟にあたる、自分の現在の状態よりも悪化した段階・危険度に相当するストレッチも試してみたいというケースもあるかもしれません。

その場合も、もちろんやっていただいてかまいません。**早めのケアをすることになるので、新たなトラブルや不快な症状の出現を抑えるうえで有効です。**

Q 腰の痛みと脚のしびれがあります。
セルフケアで、どちらから先によくなりますか？

A 一般的には、痛みが治まってから、
脚のしびれなどの坐骨神経痛《ざこつしんけいつう》がよくなっていきます

腰のヘルニアによる症状には、一般的な出現パターンがあります。

通常は、「腰の痛み⬇お尻の重だるさや張り、痛み⬇脚、特にひざ下のしびれや違和感などの知覚障害⬇こむら返りの頻発や、歩きにくくなるなどの運動障害」といった順番で、不調を感じるようになります。

逆に、症状がよくなっていく場合は、**「こむら返りや運動障害が現れなくなる⬇腰の痛みが治まる⬇お尻の重だるさ・張り・痛みも消える⬇脚、特にひざ下のしびれ・違和感などの知覚障害も治まる」**といった流れでよくなっていくパターンが一般的です。

このような症状の改善・解消パターンをあらかじめ知っておくと、必要以上に不安や焦りを抱えることなく、セルフケアに取り組めるはずです。

さらにいうと、腰痛や坐骨神経痛《ざこつしんけいつう》の各症状が治まっていく経過にも、よくみられるパターンがあります。

痛みやしびれというものは、一般的には〝小さな波〟を何度か繰り返しながら治まっていくものです。例えば、「現在の痛みのレベルを100」「解消されたときの痛みのレベルを0」とすると、いったん70まで下がったと思ったら75に上がり、その後も60まで下がったら65に上がるということを繰り返しつつ、全体的にみれば0に向かって近づいていきます。

なお、腰痛や坐骨神経痛のせいで、仕事や趣味など控えていることがあれば、**「症状のレベルが0になったら再開しよう」とは考えず、60ぐらいに軽減したところで再開することをおすすめします。**

なぜなら、関節や筋肉を動かすことが、痛みやしびれの改善・解消にはいちばんだからです。また、本来の自分の生活を取り戻すことで気持ちが上向き、それがまた、症状の改善・解消にポジティブな影響を与えてくれるからです。

Q 痛みやしびれが治まってからも、ストレッチは継続したほうがいいですか？

A 回数や種類を少なくしてもいいので、できるだけ続けていきましょう

痛みやしびれが治まったということは、問題のあった関節・筋肉などの状態が改善し、以前よりも機能が向上しているでしょう。それはもちろん、いいことです。

しかし、ここですっかり油断して、**痛み・しびれの根本原因を作った「悪い生活習慣」を繰り返してしまうと、再発することはじゅうぶんにありえます。**

そのため、症状がひとまず解消されたとしても、しばらくはストレッチを続けることをおすすめします。

実践する頻度を下げて、1日1回でもOKです。また、何種類かのストレッチをしていたところを、**【基本のストレッチ】3種類（30～35ページ）のいずれかをするだけでもかまいません。**

全身の関節や筋肉は、歯車のように連携・リンクしています。ですから、ストレッチを続けることは、症状の再発防止に役立つだけでなく、ますます健康な体を作ることにつながるのです。

Q 杖・コルセット・サポーターなどは、使ってもいいですか？

A かまいませんが、あくまでも補助的なものと考えてください

まず、比較的高齢のかたに使用傾向のある杖は、腰の痛みがひどいときには使っていただいてけっこうです。痛みがあるからといって家の中に引きこもるよりは、杖を活用して歩くほうが得策です。

ただし、あくまでも「歩行補助具」として活用してください。普段はなるべく使わず、自力で歩くことにチャレンジし、**痛みやしびれがひどくなったときの転倒防止策と考えていただきたいのです。**

杖に体重をかけて頼るような使い方をすると、歩くときの姿勢が前かがみになってしまいますから、腰にも首にもあまりよくありません。**杖を使うなら、前かがみになる姿勢を防ぐため、股関節よりも少し丈が高めのものをおすすめします。**

また、いつも一本杖を使い、杖に体重をかけてしまう癖を見直さずに歩き続けていると、姿勢が悪くなるうえ、体の重心がズレたり、肩や手首に炎症が現れたりする場合もありますから、注意が必要です。

その点、スキーのストック・ポールのように、**丈が高めの二本杖を利用すれば、姿勢をキープしやすく、重心もズレにくい**はずですから、杖をこれから準備する場合には候補に入れておくといいでしょう。

コルセットやサポーターも、基本的な考え方は杖と同様、「補助的な扱い」です。

症状がかなりつらいときや、腰に負担のかかる作業をするときにだけ着けて、普段は外すのが基本です。着け続けると、精神的に依存しかねないうえ、腰に巻いて圧迫しているので、血流の悪化にもつながりかねません。

従来は「コルセットを使うと筋力が落ちる」とされていましたが、今ではその説を否定する見解が多数派になっていますから、ほんとうに必要なシーンでは、上手に利用していきましょう。

なお、実際に腰にあてるときは、「腰だけに巻く」というよりも、**「股関節やお尻の安定感を保つように巻き上げる」**というイメージで、腰の下のほうから着けると、つらい症状がかなり楽になります。

首痛のある人が購入しがちな〝首の枕〟〝首に巻くサポーター〟などのグッズや、カラー（コルセット）については、「うつむきの回避」と「筋肉の疲労回復」の役割ぐらいしか期待できません。**痛みやしびれの根本原因にアプローチするものではないので、やはり過度に頼らないようにしましょう。**

おわりに

本書では、一度でも腰や首の椎間板《ついかんばん》ヘルニアと診断された人はもちろん、医師の診断こそなくとも腰や首の痛み・しびれに悩むかたに必要な情報を凝縮しました。

これからは、その場しのぎの対症療法などで済ませず、腰や首に起こったトラブルの元凶にダイレクトな矯正作用をかけ、不調を根本から断つようにしてください。

すでにお話ししたとおり、**腰や首に起こった関節トラブルは、ただ放置していると〝別の関節〟にまで悪影響を及ぼします。**全身の中で特に重要な「腰」「首」「ひざ」でみると、男性の場合は「腰➡首➡ひざ」の順で、女性の場合は「首➡腰➡ひざ」の順で関節が崩壊していきます。

男女とも、最後に悪くなるのは、下半身にあるひざの関節です。

そして、ひざが機能しなくなれば、ロコモ（ロコモティブ・シンドローム＝寝たきりや要介護になる危険度が高い状態）に近づく確率はかなり高まります。

ですから現在、**腰や首の椎間板ヘルニアというトラブルを抱えているなら、「できるだけ上半身の段階でストップをかけておくべき」と考えてください。**

それと同時に、本書には腰と首の最適セルフケア法が用意されていますから、「今感じている不調は腰だけ」という人も首のケアを、反対に「今感じている不調は首だけ」という人も腰のケアをしておけば、関節トラブルの〝負の連鎖〟を未然に防げるうえ、さらなる健康体を手に入れることにつながっていきます。

また、本書では「腰・首の椎間板ヘルニア」について詳しくお話ししてきましたが、腰の椎間板ヘルニアが進行した先には、腰痛患者の二人にひとりが悩まされているといわれる**「坐骨神経痛《ざこつしんけいつう》」**や、「後ろに反ると痛むタイプ」の腰痛＝**「腰椎《ようつい》分離症」「腰椎すべり症」「脊柱管狭窄症《せきちゅうかんきょうさくしょう》」**などによる腰痛があります。

首についても、椎間板ヘルニアの先には「**頸髄症**《けいずいしょう》」といういっそう重度な段階があり、頸椎の異常にはヘルニアと併発しやすい症状や疾患があります。
これらについても知っておきたい場合には、拙著『坐骨神経痛は自分で治せる！』『分離症・すべり症は自分で治せる！』『脊柱管狭窄症は自分で治せる！』『首・肩の頸椎症は自分で治せる！』で詳しくお話ししているので、ご一読ください。

最後になりましたが、本書を出版するきっかけをいただいたＧａｋｋｅｎの亀尾滋さんと関係者の皆様、編集を担当してくださった泊久代さん、原稿の構成を手伝ってくださった松尾佳昌さん、ほんとうにありがとうございました。
また、私を日々支えてくれている弊社のスタッフおよび家族、そして私に学びの機会を与えてくださる当院の患者さんの皆さんに、心から感謝いたします。

さかいクリニックグループ代表　酒井慎太郎

[著者紹介]

酒井慎太郎（さかい しんたろう）

さかいクリニックグループ代表。千葉ロッテマリーンズ元公式メディカルアドバイザー。中央医療学園　特別講師。柔道整復師。テニスボールを使用した矯正の考案者。整形外科や腰痛専門病院などのスタッフとしての経験を生かし、腰・首・肩・ひざの痛みやスポーツ障害の疾患を得意とする。解剖実習をもとに考案した「関節包内矯正」を中心に、難治の腰痛、首痛、肩こりの施術を行っており、プロスポーツ選手や俳優など多くの著名人の治療も手がけている。TBSラジオ「腰痛おさらば塾」を15年間担当。雑誌『週刊ポスト』（小学館）で「健康寿命を100歳まで延ばすゴッドハンド伝授３分体操」連載中。テレビ番組では「神の手を持つ治療家」として紹介されるなど、マスコミ出演も多数。著書「自分で治せる！」シリーズ（Gakken）の一部は実用書としては珍しく、ドイツ語などに翻訳されヨーロッパ全域で読まれている。YouTubeチャンネルも開設し、好評を博している。

■ YouTubeチャンネル「さかい関節痛おさらば塾」
https://www.youtube.com/@sakaicg

さかいクリニックグループ

〒114-0002　東京都北区王子5-2-2-116　☎03-3912-5411

「予約がとれない」「16年待ち」とメディアで言われてきましたが、予約システムの変更、増員・増設ですぐに対応できるようになりました。毎週月・土曜日に無料ミニセミナー実施中（予約制）。

[STAFF]

ブックデザイン	轡田昭彦＋坪井朋子
撮影	山上 忠
モデル	猪瀬百合（スペースクラフト）
ヘアメイク	平塚美由紀
イラスト	中村知史
構成	松尾佳昌
編集協力	泊 久代

椎間板ヘルニアは自分で治せる！

2023年10月3日　第1刷発行

著　　者　酒井慎太郎
発 行 人　土屋　徹
編 集 人　滝口勝弘
編集担当　亀尾　滋
発 行 所　株式会社Gakken
〒141-8416　東京都品川区西五反田2-11-8
印 刷 所　中央精版印刷株式会社

本書は、マキノ出版刊『椎間板ヘルニアは自分で治せる！』の情報を更新し、あらためてまとめたものです。

この本に関する各種お問い合わせ先
本の内容については、下記サイトのお問い合わせフォームよりお願いします。
https://www.corp-gakken.co.jp/contact/
在庫については　Tel 03-6431-1250（販売部）
不良品（落丁、乱丁）については　Tel 0570-000577
学研業務センター
〒354-0045 埼玉県入間郡三芳町上富279-1
上記以外のお問い合わせは　Tel 0570-056-710（学研グループ総合案内）

学研グループの書籍・雑誌についての新刊情報・詳細情報は、下記をご覧ください。
学研出版サイト　https://hon.gakken.jp/